U0276888

中医药壮瑶医药康养人才适宜技术

主 编 黄 勇

副主编 杨 龙 吴 双

编 者（以姓氏笔画为序）

韦冬洁（广西中医药大学高等职业技术学院、广西中医学校）

刘吉义（广西中医学校康体保健中心）

孙衡峰（广西中医药大学高等职业技术学院、广西中医学校）

吴 双（广西中医药大学高等职业技术学院、广西中医学校）

杨 龙（广西中医药大学高等职业技术学院、广西中医学校）

陈永贤（广西壮族自治区骨伤研究所）

黄 勇（广西中医药大学高等职业技术学院、广西中医学校）

黎海祥（广西中医药大学高等职业技术学院、广西中医学校）

复旦大学 出版社

内容简介

为推进新时代职业教育改革发展，提高毕业生职业技能，全面贯彻《国家职业教育改革实施方案》，培养高质量技能型护理人才，作者紧紧围绕社会需求和岗位要求，编写了此教材。本教材由大型综合医院妇产科临床工作的护理专家及高等、中等职业院校的护理专业教师编撰而成。本书从多个角度帮助学生理解和掌握母婴护理的专业技能和质量要求，全书分 6 个项目，涵盖了母婴护理初级、中级 24 个任务，项目包括孕妇产前照护及分娩准备、产妇产后照护、产后膳食营养、婴儿生活照料、婴儿专业护理、婴儿教育训练，既可作为护理、婴幼儿托育专业教学用书，也可作为母婴护理机构技能培训参考读物。

本套教材配有相关教学课件、视频等，欢迎教师完整填写学校信息索取：xdxtzfudan@163.com。

　　"1+X"证书制度是国家职业教育制度建设的一项基本制度,也是构建中国特色职业发展模式的一项重大制度创新,有利于进一步完善职业教育与培训体系。发展母婴护理服务是促进人口发展的重要内容,事关千家万户。按照《国家职业教育改革实施方案》,结合护理品牌专业建设的关键任务,以"1+X"证书制度建设为切入点,实现"1+X"课证融通,创新"1+X"人才培养模式,我们编写了《母婴护理——教学一体化工作页》,旨在培养高质量技能型护理人才,提高毕业生职业技能,从而增强学生就业竞争能力。

　　本书依据教育部第一批"1+X"证书制度试点项目母婴护理职业技能登记证书标准,设置了孕妇产前照护及分娩准备、产妇产后照护、产后膳食营养、婴儿生活照料、婴儿专业护理、婴儿教育训练6个项目,包括24个任务。教材内容实用,语言通俗易懂,编写形式符合新的教学理念,从多个角度帮助学生理解和掌握母婴护理的专业技能和质量要求,对相关职业院校的在校学生和母婴护理机构培训人员提供了技术支撑。

　　本书由吴卫群担任主编,由徐航、蓝玲曲、刘青艳、陈艳芳担任副主编,由廖喜琳、任洁娜、卢小菊、阳绿清、黎凤民、苏秋梅、蒲莹、丘燕、张韵、叶欣、梁慧玲、刘盈、杨颖蕾、朱子烨、龙桂婵担任编者。

　　由于编写时间和水平有限,书中可能存在疏漏之处,恳请各院师生、读者和护理同仁批评指正。

编　者

2022 年 12 月

目录 Contents

母婴护理——教学一体化工作页

内容提要

本教材根据职业培训特点，针对广西康养人才的实际需求，以培养康养基地、农村基层、城镇社区中的中医药壮瑶医药康养实用型人才为目标，以知识够用、培养动手能力为本，注重实用性、继承性、先进性、规范性，适用于初级、中级养生推拿师的培训，可作为职业技能鉴定的推荐辅导用书。全书共6章，其中第一、第二章主要介绍中医基础知识、经络和腧穴基础知识；第三章着重介绍养生推拿基础知识；第四章主要介绍养生推拿、艾灸、拔罐、刮痧等常用中医药养生保健适宜技术；第五章主要介绍具有广西特色的壮瑶医药养生适宜技术，即壮医药线点灸和瑶族药浴；第六章主要介绍康养人才传统保健练功方法，突出了传统功法对健康养生、强身健体的作用。

前言

本书是作者在从事养生保健、针灸推拿临床教学基础上,结合多年培训保健按摩师的心得体会,参考传统的中医药壮瑶医药养生保健方法编写而成的。可作为中医药壮瑶医药康养人才培训教材使用,同时也适合养生保健爱好者自学参考。

中国医药学是一个伟大的宝库,传统的中医药学中推拿、艾灸、拔罐、刮痧等法具有操作简便、适应证广、疗效显著、经济安全等特点,千百年来深受广大人民群众的喜爱,为中华民族的繁衍昌盛及世界文明进步做出了巨大的贡献。作为中医药学的重要组成部分,壮瑶医药其独特理论体系和疗法一直以来为广西各民族人民的健康提供了强有力的保障,深受广大群众的喜爱和肯定。

我国养生保健历史悠久,积累了大量宝贵的经验,经过长期的发展和完善,中医药养生保健已经成为一个相对独立的体系。随着经济社会不断发展、疾病谱的转变、人口老龄化的日益严峻,慢性病发病率的持续攀升,促使社会对健康观念发生重大转变,《“健康中国2030”规划纲要》提出“大健康”并将其上升为国家战略。基于对我国当前健康、养生、养老现状,有人提出“康养”的概念并迅速得到社会各界广泛认可,人们对“康养”产生了共识。随着康养产业的蓬勃发展,康养人才缺乏和专业技术标准不统一成为制约其发展的瓶颈。在广西,中医药壮瑶医药在健康养生养老方面有其得天独厚的优势,深受广大群众的认可和喜爱,自治区党委、政府以及中医药管理局等有关部门也出台了康养产业一系列的相关政策和配套措施。广西中医学校被确定为广西中医药壮瑶医药康养人才培训基地,为此在自治区中医药管理局的指导下,我校特组织编写了一本富有广西特色的中医药壮瑶医药康养人才培训教材,旨在建立和完善常见中医养生保健服务的规范与标准,提高中医壮瑶医养生保健机构规范经营水平及服务内容,规范推广中医壮瑶医养生保健服务能力,提高从业人员素质,使得极具中医药及壮瑶民族特色的养生保健适宜技术在全自治区得到推广应用,更好地为广西康养产业服务,为建设壮美广西贡献绵薄之力。

本书在编写上突出职业培训特点,按照培养实用技能型劳动者的要求,结合广西中医药壮瑶医药康养人才养生保健的要求和社会的实际需求,强调与其他相关学科的横向联系,注重养生保健的应用价值,突出理论对实践的指导,力求将系统的养生保健知识实用化,使学员充分掌握中医药壮瑶医药养生保健的基本知识、基本理论和操作技能,力争做到专业规范、简洁明了、图文并茂、实用性强。本教材共6章内容,其中第一、第二章主要介绍中医基础知识、经络和腧穴基础知识;第三章主要介绍养生推拿基础知识;第四章主要介绍养生推拿、艾灸、拔罐、刮痧等常用中医药养生保健适宜技术;第五章主要介绍具有广西特色的壮瑶医养生适宜技术壮医药线点灸和瑶族药浴;第六章主要介绍康养人才传统保健练功方法,突出了练功对健康养生、强身健体的作用。

本书在编写的过程中得到各位领导和专家的热情帮助和指导;广西壮族自治区中医药管理局领导对本教材编写进行了指导;广西中医学校赵大龙、陆金珠等同学提供拍摄帮助;同时,本书在编写中参阅借鉴了部分专家、学者的研究成果和论著,在此一并表示衷心的感谢!

由于水平有限、时间仓促,书中存在许多不足之处,恳请各位同仁批评指正。

编 者

2021 年 9 月

目 录

第一章　中医的基础知识

第一节　中医学的基本特点

中国医药学有数千年的历史,是中华民族长期同疾病做斗争的极为丰富的经验总结,是我国优秀传统文化的一个重要组成部分。在古代的唯物论和辩证法思想的影响和指导下,通过长期的医疗实践,它逐步形成并发展成为独特的医学理论体系,为我国人民的养生保健事业和中华民族的繁衍昌盛做出了巨大的贡献。中医学理论体系是关于中医学的基本概念、基本原理和基本方法的科学知识体系。它以整体观念为主导思想,以阴阳、五行学说为哲学基础和思维方法,以脏腑、经络及气、血、津液为生理病理学基础,以辨证论治体系为诊治特点的独特的医学理论体系。它来源于实践,反过来又指导实践,这一独特的理论体系有两个基本特点:整体观念和辨证论治。

一、整体观念

整体观念就是统一性和完整性。中医学非常重视人体本身的统一性、完整性及其与自然界、社会环境的相互关系,它认为人体是一个有机整体,构成人体的脏腑、形体和官窍等各部分在结构上是不可分割的,在功能上是相互协调、相互为用的,在病理上是相互影响的。同时也认识到人体与自然环境有着密切关系,人类在积极地、主动地适应自然和改造自然的斗争中,维持着机体的正常生命活动。同时由于人类生活在复杂的社会中,因此其生命活动必然受到社会环境的影响。这种内外环境的统一性,机体自身整体性的思想,称为整体观念,它贯穿中医的生理、病理、诊法、辨证、治疗等各个方面。

二、辨证论治

辨证论治是中医认识疾病和治疗疾病的基本原则,是中医学对疾病的一种特殊研究和处理方法,也是中医学的基本特点之一。

证,是机体在疾病发展过程中的某一阶段或某一类型的病理概括,它包括了病变的部位、原因、性质及邪正关系,反映出疾病发展过程中某一阶段病理变化的本质。所谓辨证,就是将四诊(望、闻、问、切)收集的有关疾病的所有资料,包括症状和体征,运用中医学理论进行分析、综合,辨清疾病的原因、性质、部位以及邪正关系,概括、判断为某种性质的证。论治,又称施治,是根据辨证的结果确定相应的治疗原则和方法。辨证是决定治疗的前提和依据,论治是治疗疾病的手段和方法。通过辨证论治的效果可以检验辨证论治的正确与否。

辨证论治的过程就是认识疾病和解决疾病的过程。辨证和论治,是诊治疾病过程中不可分割的两个方面,是理论和实践相结合的体现,是理法方药在临床上的具体运用,是指导中医临床工作的基本原则。在强调辨证论治的同时,还讲究辨证与辨病相结合。因此在临床治疗时,在辨证论治的指导原则下,采取"同病异治"或"异病同治"的方法来处理。

第二节　阴阳学说的基础知识

阴阳,是对自然界相互关联的某些事物和现象对立双方属性的概括,是中国古代哲学的一对范畴。阴阳的最初含义是很朴素的,是指日光的向背,向日为阳,背日为阴。后来引申为气候的冷暖,方位的上下、左右、内外,运动状态的动静等。古代思想家看到一切现象都有正反两个方面,就用阴阳这个概念来解释自然界两种对立和消长的物质势力,并认为阴阳的对立和消长是事物本身所有的,进而认为阴阳的对立和消长是宇宙的基本规律。一般来说,凡是剧烈运动着的、外向的、上升的、温热的、明亮的、无形的、兴奋的都属于阳,相反静止的、内守的、下降的、寒冷的、晦暗的、有形的、抑制的都属于阴。但事物的阴阳属性并不是绝对的,而是相对的。这种相对性,一方面表现为在一定条件下,阴和阳之间可以发生相互转化,即阴可以转化为阳,阳也可以转化为阴;另一方面,体现在事物的无限可分性。例如,昼为阳,夜为阴,而上午与下午相对而言,则上午为阳中之阳,下午为阳中之阴;前半夜与后半夜相对而言,则前半夜为阴中之阴,后半夜为阴中之阳。所以说,阴阳之中仍有阴阳可分。

中医根据阴阳学说,将人体中具有中空、外向、弥散、推动、温煦、兴奋、升举等特性的事物和现象统属于阳,而将具有实体、内守、凝聚、宁静、凉润、抑制、沉降等特性的事物和现象统属于阴。人体脏腑组织的阴阳属性,就大体部位来说,上部为阳、下部为阴;体表属阳、体内属阴。就其背腹四肢内外侧来说,则背属阳,腹属阴;四肢外侧为阳,四肢内侧为阴。以脏腑来分,五脏为阴、六腑为阳。具体到每一脏腑,又有阴阳之分。即心有心阴、心阳;肾有肾阴、肾阳等。总之,人体组织结构的上下、内外、表里、前后各部之间,以及脏腑之间,无不包含着阴阳的对立统一。

阴阳学说的基本内容包括以下几个方面。

一、阴阳的对立制约

阴阳学说认为自然界一切事物或现象都存在着相互对立的阴阳两个方面,如上与下、天与地、动与静、出与入、寒与热等,这两个方面既是对立的,又是统一的,统一是对立的结果。阴阳两个方面的相互对立,主要表现为它们之间的相互制约和相互消长。阴阳的相互制约的过程,也就是相互消长的过程,没有消长,也就没有制约。阴与阳相互制约和相互消长的结果取得了统一,即取得了动态平衡,称为"阴平阳秘"。人体处于正常生理状态下,就是处在阴阳互相制约、互相消长的动态平衡之中。如果这种动态平衡遭到破坏,即形成疾病。

二、阴阳的互根互用

阴和阳是对立统一的,阴阳既是相互对立的,又是相互依存、相互作用的。阴依存于阳,阳依存于阴,任何一方都不能脱离另一方而单独存在,每一方都是以对方的存在作为自己存在的条件。阴阳的这种互相依存的关系,称为阴阳互根互用。例如,上为阳,下为阴,没有上也就无所谓下;没有下也就无所谓上。热为阳,寒为阴,没有热也就无所谓寒;没有寒也就无所谓热。阴阳互根的同时,阴阳还相互滋生、助长对方,这种关系称为阴阳互用。例如,气血的互用:气属于阳,气为血之帅,气对于血,具有推动、温煦、化生统摄的作用;血属于阴,血为气之母,血对于气,有濡养和运载等作用。

三、阴阳的消长平衡

阴和阳之间的对立制约、互根互用,并不是处于静止不变的状态,而是始终处于不断运动变化之中,即所谓"消长平衡"。阴和阳之间的平衡,不是静止和绝对的平衡,而是在一定限度、一定时间内,"阴消阳长"或"阳消阴长",阴阳之间不断地互为消长,保持着阴阳的相对平衡,维持着事物正常的发展变化,对人体来说也就能维持正常的生命活动。

四、阴阳的相互转化

阴阳转化是指阴阳对立的双方在一定的条件下,可以各自向相反的方向转化,即阴可以转化为阳,阳也可以转化为阴。阴阳互相转化,一般都表现在事物变化的"物极"阶段,即"物极必反"。如果说"阴阳消长"是一个量变的过程,则阴阳转化便是在量变基础上的质变。阴阳的转化,虽然也可以发生突变,但大多数是有一个由量变到质变的发展过程。

第三节　五行学说的基础知识

五行,即木、火、土、金、水五种物质及其运动变化。这里的"五行",不再特指木、火、土、金、水五种物质本身,而是一个抽象的哲学概念,古人以五行的抽象特性来归纳自然界的各种事物和现象。在中医学中,五行学说用来阐释人体的局部与局部、局部与整体、体表与内脏的有机联系以及人体与外界环境的统一,以说明人体的生理病理,并指导疾病的治疗。

一、五行的特性及相关事物属性归类

木的特性:古人称"木曰曲直"。"曲直",是指树木的生长形态,都是枝干曲直,向上向外舒展。因而引申为具有生长、升发、条达、舒畅等性质,或作用的事物和现象,均归属于木。

火的特性:古人称"火曰炎上"。"炎上",是指火具有温热、上升的特性。因而引申为具有温热、上升、光明等性质或作用的事物和现象,均归属于火。

土的特性:古人称"土爱稼穑"。"稼穑",是指土有播种和收获农作物的作用。因而引申为具有生化、承载、受纳等性质或作用的事物和现象,均归属于土。

金的特性:古人称"金曰从革"。"从革",是指"变革"。因而引申为具有清洁、肃降、收敛等性质和作用的事物和现象,均归属于金。

水的特性:古人称"水曰润下"。"润下",是指水具有滋润和向下的特性。因而引申为具有寒凉、滋润、下行、闭藏等性质和作用的事物和现象,均归属于水。

事物以五行的特性来分析、归类和推演络绎,把自然界的千变万化事物归结为木、火、土、金、水的五行系统。对人体来说,即将人体的各种组织和功能归结为以五脏为中心的5

个生理、病理系统。自然界和人体及相关现象的五行归属如表1-1所示。

表1-1　事物属性五行归属

自然界							五行	人体						
五音	五味	五色	五化	五气	五方	五季		五脏	五腑	五官	五体	五志	五华	五液
角	酸	青	生	风	东	春	木	肝	胆	目	筋	怒	爪	泪
徵	苦	赤	长	暑	南	夏	火	心	小肠	舌	脉	喜	面	汗
宫	甘	黄	化	湿	中	长夏	土	脾	胃	口	肉	思	唇	涎
商	辛	白	收	燥	西	秋	金	肺	大肠	鼻	皮毛	悲	毛	涕
羽	咸	黑	藏	寒	北	冬	水	肾	膀胱	耳	骨	恐	发	唾

二、五行学说的基本内容

五行学说的基本内容包括五行相生与相克、五行制化与胜复、五行相乘与相侮和五行母子相及4个方面。

（一）五行相生与相克

五行相生是指一个事物对另一个事物具有促进、助长和滋生的作用。

五行相生的次序是：木生火，火生土，土生金，金生水，水生木，依次相生，如环无端。在相生关系中，任何一行都有"生我"和"我生"两个方面的关系："生我"者为"母"，"我生"者为"子"，所以相生关系也称为"母子"关系。以木为例，由于水生木，故"生我"者为水；木生火，故"我生"者为火。水为木之母，火为木之子，如图1-1所示。

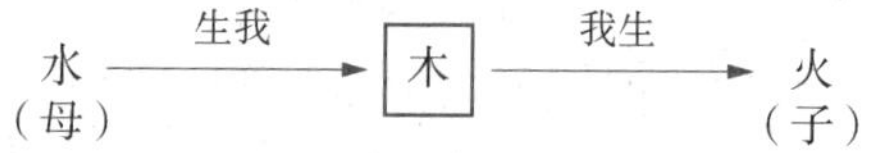

水　　　生我　　　　　木　　　　我生　　　火
（母）　　　　　　　　　　　　　　　　　　　（子）

图1-1　木的相生关系

五行相克是指一个事物对另一个事物的生长和功能具有抑制和制约的作用。

五行相克的次序是：木克土，土克水，水克火，火克金，金克木，依次相克，如环无端。在相克关系中，任何一行都有"克我"和"我克"两个方面的关系："克我"者为我"所不胜"，"我克"者为我"所胜"，所以相克关系又称为"所胜"与"所不胜"的关系。再以木为例，"克我"者金，则金为木之所不胜，"我克"者土，则土为木之所胜，如图1-2所示。

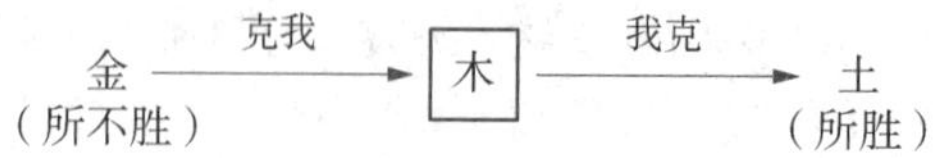

金　　　克我　　　　　木　　　　我克　　　土
（所不胜）　　　　　　　　　　　　　　　　（所胜）

图1-2　木的相克关系

（二）五行制化与胜复

五行制化是指五行之间相互滋生，又相互制约，维持平衡协调，推动事物间稳定有序的变化与发展。由于五行中每一行都存在着"生我""我生""克我""我克"4个方面的联系，因此对每一行来说都是克中有生，生中有克，形成了五行间既相互生化，又相互制约的"制化"关系。没有生，就没有事物的发生和成长；没有克，就不能维持正常协调关系下的变化与发展。只有"化中有制""制中有化"，才能维持和促进事物相对的平衡协调和发展变化，如图1-3所示。

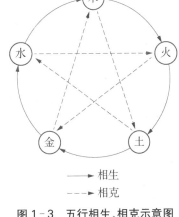

　　五行胜复，又称"子复母仇"，是指五行中一行亢盛（即胜气），则引起其所不胜（即复气）的报复性制约，从而使五行之间复归于协调和稳定。五行胜复是按五行之间相克规律的自我调节，通过胜复调节机制，使五行系统在局部出现不平衡的情况下，自行调节以维持其整体的协调平衡。

　　（三）五行相乘与相侮

　　1. 五行相乘　是指五行中"某一行"对被克的"一行"的过度制约或克制。乘即以强凌弱之意。五行相乘的次序与相克的次序一样，但有本质的区别：相克是正常情况下的制约，在人体表示生理现象；相乘是异常情况下的制约，在人体表示病理变化。

　　2. 五行相侮　是指五行中的"某一行"对原来"克我"的"一行"的反向制约和克制。侮，即欺侮，有恃强凌弱之意。其次序与相克的方向相反。

图1-3　五行相生、相克示意图

相乘和相侮都是不正常的相克现象，两者既有区别又有联系。相乘与相侮的主要区别是：①相乘是按五行的相克次序发生过强的克制，形成五行间的生克制化异常；②相侮是按与五行的相克次序发生相反方向的克制，而形成五行间的生克制化异常。两者之间的联系是：发生相乘时，也可同时发生相侮；发生相侮时，也可同时发生相乘，如图1-4所示。

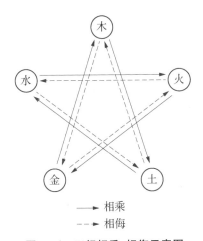

图1-4　五行相乘、相侮示意图

　　（四）五行母子相及

　　五行的母子相及包括"母病及子"和"子病及母"两种情况。

　　母病及子是指五行中的"某一行"异常，累及其子行，导致母子两行皆异常。例如，水生木，水为木母，木为水子，若水不足无以生木，则木枯而母子皆衰。

　　子病及母是指五行中的某一行异常，影响到其母行，终致子母两行皆异常。例如，木生火，木为火之母，火为木之子，若火热太旺，势必过度焚烧木母，木损则生火无力，火势亦衰，结果母子皆衰，子病及母又称为"子盗母气"。

　　五行学说在中医学中的应用，主要是以五行的特性来分析归纳人体脏腑、经络、形体、官窍等组织器官和精神情志等各种功能活动，构建以五脏为中心的生理病理系统，进而与自然环境相联系，建立天人合一的五脏系统，并以五行的生克制化规律来分析五脏之间的生理联系，以五行的乘侮和母子相及规律来阐释五脏病变的相互影响，指导疾病的诊断和防治。

第四节　藏象学说的基础知识

脏腑是中医学"藏象学说"研究的主要对象,"藏象学说"中的"藏"是指人体内的五脏六腑、奇恒之府,通称为脏腑。所谓的"象":一是指"形象",即脏腑的解剖形态;二是指"征象",即脏腑表现于外的生理病理现象;三是指"应象",即脏腑相应于四时阴阳之象。因此,"藏象学说"就是研究人体各个脏腑的生理功能、病理变化及其相互关系的学说。

脏腑是内脏的总称,按照脏腑的生理功能特点,可分为脏、腑和奇恒之府三类。脏即肝、心、脾、肺、肾,合称"五脏"(在经络学说中,心包亦作为脏,故又称"六脏");腑即胆、胃、小肠、大肠、膀胱、三焦,合称为"六腑";奇恒之府即脑、髓、骨、脉、胆、女子胞(子宫)。

五脏共同的生理特点是化生和贮藏精气,六腑共同的生理特点是受盛和传化水谷。奇恒之府在形态上中空有腔与六腑相类,功能上储藏精气与五脏相同,但与五脏六腑都有明显区别,因而被称为奇恒之府,如表1-2所示。

表1-2　五脏、六腑、奇恒之府比较表

	五脏	六腑	奇恒之府
脏腑名称	心、肺、肝、脾、肾	胆、胃、小肠、大肠、膀胱、三焦	脑、髓、骨、脉、胆、女子胞(子宫)
形态特点	实体性器官	管腔性器官	形多中空,类似于腑
功能特点	藏精气(化生和贮藏精气)	传化物(受盛和传化水谷)	内藏精气,类似于脏
运动特点	藏而不泻,满而不实	泻而不藏,实而不满	似脏非脏,似腑非腑

中医藏象学说脏腑的名称,虽与现代人体解剖学的脏器名称相同,但生理、病理的含义却不完全相同。中医藏象学说中的一个脏腑的功能,可能包含着现代解剖生理学中几个脏器的生理功能;而现代解剖生理学中一个脏器的生理功能,也可能分散在藏象学说中的某几个脏腑的生理功能之中。这是因为藏象学说所讲的脏腑不单纯是一个解剖学的概念,更重要的是概括了人体某一系统的生理和病理学的概念。下面将简单介绍人体各脏腑。

一、五脏

五脏是指心、肺、脾、肝、肾的合称。五脏的共同生理特点是化生和贮藏精气,即"藏精气而不泻也,故满而不能实"。

(一)心

心位于胸中,膈膜之上,两肺之间,有心包护卫其外。心的主要生理功能是:主血脉,主藏神,心开窍于舌,其华在面。心与小肠相表里。

1. 心主血脉　是指心气具有推动血液在脉管中运行,进而流动于全身,输送营养物质到各脏腑、官窍、形体,以发挥营养周身的作用。心主血脉与五脏的功能密切相关,心气的推动作用尤为关键。

2. 心主藏神　又称心主神志或心主神明。广义之神,是指人体生命活动的外在总体表现,如人的面色、语言、姿态、肢体活动等外在体现;狭义之神,是指人的思维、意识、情感等精神活动,如人的记忆、分析、推理等。人的精神、意识、思维活动虽与五脏都相关,但最为密切的当属心。心主血脉与心主神志的功能息息相关,血是神志活动的主要物质基础。

另外,心包是包在心脏外面的包膜,也称为心包络,具有保护心脏的作用。当外邪侵犯心脏时,首先使心包受累。

（二）肺

肺位于胸腔,膈膜之上,左右各一,上通喉咙,通过口鼻与外界相通。肺的主要生理功能是主气,司呼吸,主宣发和肃降,通调水道,肺合皮毛,开窍于鼻。肺与大肠相表里。

1. 主气,司呼吸　肺主气,包括主呼吸之气和主一身之气2个方面。“主呼吸之气”是指肺有主管人体呼吸的作用,通过肺进行体内外气体的正常交换,呼浊吸清,从而保证人体新陈代谢的正常进行;“主一身之气”是指肺有主持、调节人体全身之气的生成和运行的作用。

肺的呼吸均匀调畅是保证气的生成和运行的根本条件,从而影响到肺的呼吸之气和一身之气的生成、运行。肺主司呼吸功能正常,则宗气和全身之气生成旺盛,气机调畅;反之,则表现为少气不足以息、气短、乏力、声低等气虚的表现。

2. 主宣发和肃降　肺主宣发,是指肺气具有向上升宣和向外布散的生理功能。肺主宣发主要表现为:一是排出体内的浊气;二是将脾运化的水谷精微和津液输布到周身,上达头面诸窍,外达肌肤腠理;三是宣发卫气到体表,主管腠理的开合,将机体内代谢的水液化为汗液,并调节汗液的代谢。肺主肃降主要表现为:一是吸入自然界的清气;二是向下布散自然之清气、水谷精微和津液,以资助元气,濡养脏腑;三是清肃肺和呼吸道内的异物,以保持呼吸道的洁净。

3. 通调水道　是指肺的宣发肃降功能对体内水液的运输、运行和排泄起到疏通和调节的作用。通过肺的宣发肃降,将水液向上输至头面诸窍,向外布散达皮毛腠理,并在卫气的推动下调节汗液的生成及排出;且将水液向下输注濡养其他脏腑,并将机体代谢所产生的浊液下输至肾和膀胱,通过气化作用生成尿液排出体外。

（三）脾

脾位于腹腔,在横膈之下,与胃相邻。主要生理功能是:主运化、主升清、主统血、主肌肉四肢,脾开窍于口,其华在唇。脾与胃相表里。

1. 主运化　是指脾具有把饮食转化为水谷精微和津液,并将其吸收、传输至全身的生理功能。脾所运化的水谷精微物质,是人出生以后进行生长发育和维持生命活动的必需营养物质,也是人体化生气血的主要物质基础,脾的这种功能对于整个人体的生命活动至关重要,故称脾胃为“后天之本”,在防病和养生方面有着重要意义。

2. 主升清　是指脾气的运动特点以上升为主,具体表现为升清和升举内脏2个方面的生理作用。喜燥恶湿,是与胃的喜润恶燥相对而言,由于内外湿皆易困脾,致使脾气不升,影响正常功能的发挥,故脾欲求干燥清爽。

3. 脾主统血　是指脾气具有统摄、控制血液在脉管中正常运行,防止逸出脉外的作用。脾的统血功能是其固摄作用的体现。

4. 主肌肉四肢　是指肌肉、四肢依赖于脾所运化的水谷精微和津液的滋润和濡养作用。

（四）肝

肝位于腹部，横膈之下，右胁之内，在五行属木。其主要生理功能有两个方面：一是主疏泄；二是主藏血，其华在爪，开窍于目，与胆相表里。

1. 主疏泄　疏，即疏通、调达；泄，即发泄，升发。肝主疏泄，是指肝具有疏通、调达、升发周身气机的作用。肝的疏泄功能体现了肝主升、主动的生理特点，故而喜条达而恶抑郁，称为"刚脏"。肝主疏泄可从调畅气机、调畅情志、促进消化这方面来阐述。

2. 主藏血　是指肝具有贮藏血液、调节血量和防止出血的生理功能。肝是人体贮藏血液的主要器官，肝贮血充足，则可根据机体生理需要合理地调配血量。当机体活动量增加时，肝会将贮藏的血液向周身输布，以供机体维持正常生命活动；当机体处于安静状态时，外周部分血液会回流于肝脏，以备机体不时之需。

3. 主筋，其华在爪　筋，即筋膜，包括肌腱与韧带，是连接关节、肌肉，协调运动的组织。爪，即爪甲，包括指甲与趾甲，是筋的延续，故而有"爪为筋之余"之说。筋与爪均有赖于肝血的濡养，才能发挥其正常的生理功能。

（五）肾

肾位于腰部，脊柱两旁，左右各一。肾主要生理功能是主藏精、主生长、发育与生殖，主水，主纳气，主骨、生髓、通于脑，其华在发，肾开窍于耳及二阴。肾与膀胱相表里。

1. 藏精，主生长、发育与生殖　是指肾具有贮存、封藏人体之精的生理功能。精，是生命之本，即构成人体和维持人体生命活动的物质基础。精的来源有先天和后天之分，先天之精禀受于父母，既是人体形成生命的重要遗传物质，又是人体出生后促进生长发育和生殖的基本物质保障。先天之精与生俱来，藏于肾中，故而将肾称为"先天之本"。后天之精来源于水谷精微，即由脾胃所化生的水谷精微物质，是人体出生后进行生长发育和维持生命活动的必需营养物质。

2. 主水　是指肾具有主持和调节全身水液代谢的生理功能，故而又将肾称为"水脏"。水液进入胃肠后，经脾的运化输布，肺的宣发肃降，将水液布散到全身各处，供给脏腑组织器官后，水液经由三焦下归于肾，通过肾的气化作用分为清和浊两部分，清者回输到脏腑，重新参与水液代谢；浊者下输至膀胱，形成尿液，在肾与膀胱的气化作用下排出体外。

3. 主纳气　是指肾具有摄纳肺所吸入之清气，调节呼吸运动的生理功能。肾的纳气功能，实际上就是肾的封藏作用在呼吸系统中的具体体现。

4. 主骨、生髓　是指肾主藏精，精能生髓（髓包括脑髓、脊髓和骨髓），髓居于骨、脑之中，以充养骨和脑。齿与骨同出一源，皆由肾精濡养，固有"齿为骨之余"之说。肾精充足，则牙齿坚固；肾精不足，则牙齿松动、脱落。肾主藏精，精能化血，血能养发，故有"发为血之余"之说。肾精充足，血液化生有源，发黑而润泽；肾精衰退，血液化生不足，可见毛发早白，发枯易脱。

二、六腑

六腑是胆、胃、小肠、大肠、膀胱、三焦的总称。六腑共同的生理特点是受盛和传化水谷，即"传化物而不藏，故实而不能满也"。

（一）胆

胆居六腑之首，又属于奇恒之腑。胆位于右胁内，附于肝之短叶间，为中空的囊状器官。胆从形态结构上来讲，与其他五脏相似，故为六腑之一；从生理功能上来讲，有贮存胆汁的作用，与五脏"藏精气"的特点相似，故又归为奇恒之腑。胆中之液为洁净的精微物质，故将胆称为"中精之府""清净之府""中正之官"。

胆的主要生理功能：一是储存和排泄胆汁，胆汁由肝精肝血化生后进入胆囊，由胆腑浓缩并储藏，在肝气的疏泄作用下排入肠中，以促进饮食水谷的消化和吸收；二是主决断，是指在精神意识思维活动中，胆具有判断事物、做出决定的作用。胆与肝不仅有足厥阴肝经与足少阳胆经相互络属其间，而且与肝胆直接相连，故两者互为表里。

（二）胃

胃居于中焦，腹腔上部，上与食管相连，下与小肠相通。胃腔称为胃脘，分为上、中、下三个部分。胃是摄入食物进行消化吸收的重要器官，故有"太仓""水谷之海"之称。胃的主要生理功能是：受纳和腐熟水谷，主通降。机体生命活动的持续和气血津液的生化，都有赖于脾胃运化的水谷精微，所以称脾胃为气血生化之源，为"后天之本"。足太阴脾经与足阳明胃经相互络属，故胃与脾相表里。

（三）小肠

小肠位于腹中，上端与胃在幽门相连，下端与大肠在阑门相接。主要生理功能是受盛化物和泌别清浊。受盛，即接受、盛载；化物，即消化、变化。其生理功能主要体现为：一是接受经胃初步消化的食物，起到盛载食糜的作用；二是食物在小肠内缓慢、持续地向下输送，通过小肠与脾脏的协调配合，将食物进一步的消化、吸收，化为精微的过程。泌别浊清：是指小肠在对食物进一步的消化吸收的过程中，将食物分为清和浊两个部分。小肠与心通过经脉相络属，构成表里关系。

（四）大肠

大肠位于腹中，上端与小肠在阑门处相接，下端与肛门相连。主要生理功能是：传化糟粕、主津。大肠接受小肠泌别浊清后余下的食物残渣，吸收其中的部分水液，形成粪便，经肛门排出体外，故而被称为"传导之官"。大肠吸收水液，参与机体的水液代谢，称为"大肠主津"。大肠与肺通过经脉相络属，构成表里关系。

（五）膀胱

膀胱位于小腹部，在肾之下，大肠之前。上有输尿管与肾相接，下与尿道相连，开口于前阴。主要生理功能：贮存和排泄尿液。膀胱的功能正常发挥有赖于肾与膀胱之气的协调运动。人体经水液代谢后形成的浊液下归于肾，再通过肾的气化作用升清降浊，清者重新参与水液代谢，浊者则变为尿液，贮存在膀胱。膀胱在肾的气化作用下，开合有度，尿液及时排出体外。膀胱与肾通过经脉相络属，构成表里关系。

（六）三焦

三焦是脏腑中最大的腑，又称为"外腑""孤腑"。它不像其他脏腑，是一个独立的内脏器官，而是包含了胸、腹腔中有关的脏腑及其部分功能。三焦包括上焦、中焦、下焦。上焦：具有宣发卫气，输布水谷精微和津液的功能；中焦：具有运化输布水谷精微和化生气血的功能；下焦：具有泌别清浊、排泄二便等功能。三焦的功能实际上是五脏六腑功能的总体现。三焦与心包通过经脉相络属，构成表里关系。

第五节　精、气、血、津液、神的基本知识

精、气、血、津液是人体脏腑经络、形体官窍进行生理活动的物质基础,是构成人体和维持人体生命过程的基本物质。而这些物质的生成及其在体内的代谢又依赖于脏腑经络、形体官窍的正常生理功能才得以进行。神是人体生命活动的主宰及其外在总体表现的统称。

神的产生以精、气、血、津液作为物质基础,是脏腑精气运动变化和相互作用的结果,同时神也对脏腑精气及其生理活动有着主宰和调节作用。

一、精

精是由禀受于父母的生命物质与后天水谷精微相融合而形成的一种物质精华,是人体生命的本原,是构成人体和维持人体生命活动的最基本物质。精一般呈液态储藏于脏腑之中或流动于脏腑之间。精有广义、狭义之分,狭义之精是指具有繁衍后代作用的生殖之精;广义之精是指精华、精微,人体内的血液、津液、髓,以及水谷精微等一切精微物质,均属于广义之精。但从具体物质的生成与功能而言,精与血液、津液、髓的概念是有区别的。一般来说,精概念的范畴(也为精的分类)仅限于先天之精、水谷之精、生殖之精及脏腑之精,并不包含血液、津液及髓。先天之精禀受于父母,是构成胚胎的原始物质。后天之精来源于水谷,又称"水谷之精"。人体之精分藏于五脏,但主要藏于肾中。分藏于五脏之精,能够濡养脏腑,并化气以推动和调控各脏腑的功能;藏于肾中的生殖之精,能够有度排泄以繁衍生命。精的功能有繁衍生命、濡养、化血、化气和化神。

二、气

气是构成人体和维持人体生命活动的基本物质之一。人体的气来源于禀受父母的先天之精气(即元气)、饮食物中的营养物质(水谷之精气)和存在于自然界的清气,后两者又合称为后天之气(即宗气)。一身之气的生成是脾、肾、肺等脏腑的综合协调作用的结果。气的主要生理功能有推动、温煦、防御、固摄和气化等5个方面作用。根据气的主要来源、分布部位和功能特点,可以把气分为人身之气,元气、宗气、营气、卫气和脏腑、经络之气3个层面。气的运动称为"气机",有升、降、出、入4种基本形式。气由于运动而产生的各种变化,称为"气化",体内精、气、血、津各自的代谢及其相互转化,是气化的基本形式。气化作用的过程,实际上就是体内物质代谢的过程,是物质转化和能量转化的过程。

三、血

血是循行于脉中的红色液态物质,是构成人体和维持人体生命活动的基本物质之一,具有很高的营养和滋润作用。水谷精微和肾精在脾胃、心肺、肾的共同作用下化生为血液。化生为血液之后,在心、肺、肝、脾的作用下正常运行。血液在运行过程中受以下因素的影响:气的推动与固摄作用之间、温煦与凉润作用之间的协调平衡,脉道的完好无损与畅通无阻,血液的清浊及黏稠状态,以及病邪的存在。血液具有濡养和化神两个方面的功能。血液循脉流于全身,为脏腑、经络、形体、官窍的生理功能提供营养物质,是维持人体生命过程的基

本保证。

四、津液

津液是机体一切正常水液的总称,包括各脏腑组织器官的内在体液及其正常的分泌物,如胃液、肠液和泪、涕等。一般来说,性质较清稀,流动性大,主要分布于体表皮肤、肌肉和孔窍等部位,并能渗注于血脉,起滋润作用的,称为津;性质较稠厚,流动性较小,灌注于骨节、脏腑、脑、髓等组织,起濡养作用的,称为液。津液具有滋润和濡养的生理功能。如布散于肌表的津液,具有滋润皮毛肌肤的作用;渗入于血脉的津液,具有充养和滑利血脉的作用,而且也是组成血液的基本物质。津液来源于饮食水谷。津液的生成,是通过胃对食物的"游溢精气"和小肠的"分清别浊""上输于脾"而生成。津液的输布和排泄主要是通过脾的转输、肺的宣降和肾的蒸腾气化,以三焦为通道输布于全身。津液的排泄主要依靠汗液、尿液和呼吸排出的水气,此外粪便也带走一些水分。因此,津液的生成、输布、排泄及维持代谢平衡依赖于气和许多脏腑一系列生理功能的协调平衡,特别以肺、脾、肾的生理功能起着主要的平衡调节作用。

五、神

神,广义是指人体生命活动外在表现的总称,包括生理性或病理性外露的征象;狭义是指人的精神、意识、思维活动。在中医学理论中,"神"的概念很广泛,其含义有三个方面:一是指自然界物质变化功能;二是指人体生命的一切活动;三是指人的精神意识即思维。

人体是一个有机的整体,从生命活动上来看,人体可分为"形"与"神"两个部分。形是体,是本;神是生命的功能及功用。有形体才有生命,有生命才能产生精神活动和具有生理功能。精、气、血、津液、神之间有着相互依存、相互制约的关系。精、气、血、津液是产生神的物质基础,但其功能活动必须受神的主宰。无神则形不可活,无形则神无以附。形与神两者相辅相成、相互依附而不可分割,形神统一是生命存在的根本保证。

第二章 经络和腧穴的基础知识

本章彩图

第一节　经络的基础知识

一、经络的概述

经络是人体运行气血、联络脏腑肢节、沟通上下内外的通路。经络是经脉和络脉的总称。"经"是指经脉,有路径的意思,经脉是主干,大多循行于深部。"络"是指络脉,有网络的意思,为经脉的分支,循行于较浅的部位或体表。经脉有一定的循行径路,而络脉纵横交错,网络全身,把人体所有的脏腑、器官、孔窍,以及皮肉筋骨等组织连结成一个统一的有机整体。

二、经络系统的组成

经络系统是由经脉和络脉组成的。在内连属于脏腑,在外连属于筋肉、皮肤。经脉包括十二经脉、奇经八脉,以及附属于十二经脉的十二经别、十二经筋、十二皮部;络脉由十五络脉和难以计数的孙络、浮络组成。其中,十二经脉是主体。其基本内容如图2-1所示。

(一)十二经脉

1. 十二经脉的名称及体表分布规律　十二经脉对称地分布于人体的两侧,十二经脉的名称,根据手足、阴阳、脏腑而定。手经行于上肢,足经行于下肢;阴经行于四肢内侧,属脏;阳经行于四肢外侧,属腑。十二经脉的名称、分类及在四肢分布规律如表2-1所示。

表2-1　十二经脉名称、分类表

	阴经(属脏)	阳经(属腑)	循行部位(阴经行于内侧,阳经行于外侧)	
手	手太阴肺经	手阳明大肠经	上肢	前缘
	手厥阴心包经	手少阳三焦经		中线
	手少阴心经	手太阳小肠经		后缘
足	足太阴脾经	足阳明胃经	下肢	前缘
	足厥阴肝经	足少阳胆经		中线
	足少阴肾经	足太阳膀胱经		后缘

注:在小腿下半部和足背部,肝经在前缘、脾经在中线。至内踝上8寸处交叉后,脾经在前缘,肝经在中线。

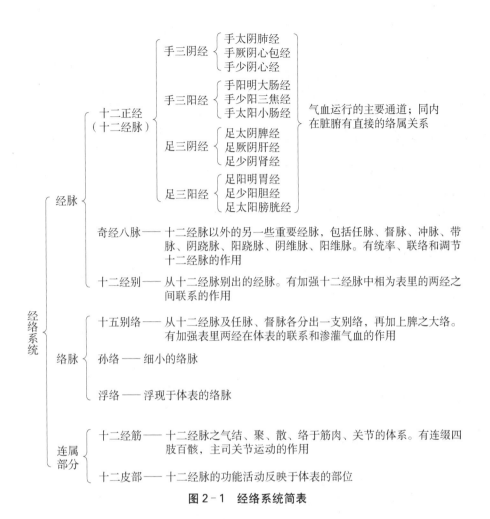

图2-1 经络系统简表

2. 十二经脉的走向和交接规律 十二经脉的走向和交接是有一定规律的,手三阴经从胸腔走向手指末端,交手三阳经;手三阳经从手指末端走向头面部,交足三阳经;足三阳经从头面走向足趾末端,交足三阴经;足三阴经从足趾走向腹腔、胸腔,交手三阴经。这样就构成一个"阴阳相贯,如环无端"的循环径路,如图2-2所示。

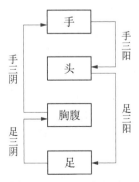

图2-2 十二经脉的走向和交接规律示意图

3. 十二经脉的表里属络关系　手足三阴、三阳,组合成六对"表里相合"关系,如表 2-2 所示。

表 2-2　十二经脉表里关系表

表	手阳明大肠经	手少阳三焦经	手太阳小肠经	足阳明胃经	足少阳胆经	足太阳膀胱经
里	手太阴肺经	手厥阴心包经	手少阴心经	足太阴脾经	足厥阴肝经	足少阴肾经

互为表里的两条经脉,都在四肢末端交接,分别络属于互为表里的脏腑,即阴经属脏络腑,阳经属腑络脏,如手阳明大肠经属大肠络肺,手太阴肺经属肺络大肠。这种脏腑表里属络关系、阴阳相合的关系,在生理上密切相关,病理上相互影响,治疗时相互为用,如肺经的穴位可用于治疗大肠或大肠经的疾病。

4. 十二经脉的流注次序　十二经脉中的气血运行是循环流注的,从手太阴肺经开始,依次传至足厥阴肝经,再传至手太阴肺经,构成周而复始、如环无端的流注次序,使气血流注全身,如图 2-3 所示。

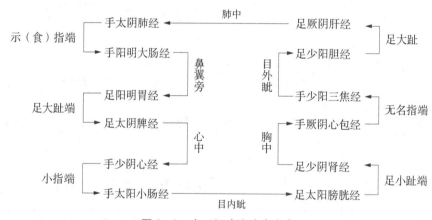

图 2-3　十二经脉流注次序表

(二)奇经八脉

奇经八脉是指任脉、督脉、冲脉、带脉、阴跷脉、阳跷脉、阴维脉、阳维脉的总称。由于它们与十二正经不同,既没有直接络属脏腑,也没有相互之间表里关系,故称"奇经"。奇经八脉主要有 2 个功能:一是进一步加强与十二经脉之间的联系;二是溢蓄和调节十二经脉的气血。

督脉行于腰背正中,上至头面,诸阳经与其交会,故称"阳脉之海",具有调节诸阳经经气的作用。

任脉行于胸腹正中,上抵颏部,诸阴经与其交会,故称"阴脉之海",具有调节诸阴经经气的作用。

冲脉与足少阴肾经并行,上至目下。十二经脉与其汇聚,故称"十二经之海"又称"血海",具有调节十二经脉气血的作用。

督、任、冲三脉均起于胞中,同出于会阴,故有"一源三歧"之说。

带脉起于胁下,环腰一周,状如束带,有约束诸经的作用。

阴跷脉起于足跟内侧，伴足少阴肾经上行；阳跷脉起于足跟外侧，伴足少阳胆经上行。两脉交会于目内眦，具有调节肢体运动，司眼睑开合的作用。

阳维脉起于小腿内侧，并足太阴、厥阴经上行至咽喉，合于任脉。阳维脉起于足跗外侧，并足少阳胆经上行至项后，合于督脉。阳维脉主一身之里，可调节六阴经经气；阳维脉主一身之表，可调节六阳经经气。

奇经八脉中除了督脉和任脉有本经所属的腧穴外，其余六脉均无所属腧穴。督脉和任脉常与十二经脉相提并论，合称"十四经"。十四经脉均有一定的循行路线、病候和所属腧穴，是经络系统的主要组成部分。

（三）十五络脉

十二经脉和督、任二脉各自别出一络，加上脾之大络，总计 15 条，称为十五络脉，其名称分别以络脉发出处的腧穴命名。

十二经脉的别络均从本经四肢肘膝关节以下的络穴分出，走向其相表里的经脉，即阴经别络于阳经，阳经别络于阴经。任脉的别络从鸠尾分出后散布于腹部；督脉的别络从长强分出后散布于头，别走于足太阳经；脾之大络从大包穴分出后散布于胸胁。此外，还有从络脉分出的浮行于浅表部位的浮络和细小的孙络，遍布全身，难以计数。

十二经别络沟通了表里两经的经气，加强了表里经之间的联系。督脉络、任脉络和脾之大络分别沟通了腹、背和胸胁部的经气。浮络和孙络遍布全身，主要是渗灌气血，濡养全身。

（四）十二经别

经别，就是别行的正经。十二经别，就是从十二经脉别行分出，循行于胸、腹及头部的重要支脉。

十二经别的分布特点是：多从四肢肘膝关节以上的正经别出（称为"离"），经过躯干深入体腔与相关脏腑联系（称为"入"），浅出于头项部（称为"出"），阳经经别合于本经经脉，阴经经别合于相表里的阳经经脉（称为"合"）。由此，十二经别根据阴阳表里相合为六对，称为"六合"。

十二经别主要分布于胸腹部和头部，能沟通表里两经，并加强经脉与脏腑之间的联系，扩大了阴经腧穴的主治范围。

（五）十二经筋

十二经筋是十二经脉气血所濡养的筋肉部分。十二经筋均起于四肢末端，结聚于关节和骨骼部，走向头面躯干，不入内脏，其分布部位与十二经脉的体表通路基本一致。经筋的主要作用是联结全身骨节，保持人体正常的运动功能。

（六）十二皮部

十二皮部是十二经脉功能活动反映于体表的部位，也是络脉之气散布之所在。十二皮部的分布区域是以十二经脉在体表的分布范围为依据的，也就是十二经脉在皮肤上的分属部分。由于十二皮部居于人体最外层，又与经络气血相通，所以是机体的卫外屏障，起着保卫机体、抗御外邪和反映脏腑经络病变的作用。

三、经络系统的作用

经络系统密切联系周身的脏器和组织，在生理、病理和防治疾病方面都起着重要的作用。

（一）联络脏腑，沟通内外

《灵枢·海论》指出："夫十二经脉者，内属于府藏，外络于肢节"。人体的五脏六腑四肢百骸、五官九窍、皮肉筋骨等组织器官之所以能保持协调与统一,完成正常的生理活动,是依靠经络系统的联络和沟通而实现的。经络系统中的经脉、经别、络脉、经筋和皮部等,纵横交错,入里出表,通达上下,遍布全身,使人体形成了一个有机的整体。

（二）运行气血,营养周身

《灵枢·本藏》指出:"经脉者,所以行血气而营阴阳,濡筋骨,利关节者也",这说明经络具有运行气血、濡养周身及协调阴阳的作用。气血是人体生命活动的物质基础,全身各组织器官只有获取气血的濡养才能发挥正常的生理功能。经络是人体气血运行的通路,能将其营养物质输布到全身各脏器和组织中,从而完成"内溉脏腑,外濡腠理"(《灵枢·脉度》)的生理功能,从而使体内的脏腑和体表的五官九窍、皮肉筋骨,均能息息相通,协调一致,达到"阴平阳秘,精神乃治"(《素问·生气通天论》)。

（三）抗御病邪,反映病候

经络能行气血而营阴阳。营气行于脉中,卫气行于脉外,使营卫之气密布周身。营血和调,卫气固密,则能发挥其抗御外邪、保卫机体的屏障作用。

在正虚邪盛的病理情况下,经络又是病邪传注的途径。外邪可以通过经络内传脏腑,脏腑的病变也能通过经络的联系相互影响,内脏的病变还能通过经络反映到体表的组织、器官,出现相应部位的症状和体征。

第二节　腧穴的基础知识

一、腧穴的概述

腧穴是人体脏腑经络之气输注于体表的部位。腧穴既是针灸推拿的施术部位,又是疾病的反应点。腧穴不是体表上孤立存在的刺激点,它与体内的脏腑、经络息息相关。经穴均分别归属于各条经脉,经脉又隶属于一定的脏腑,故腧穴、经络、脏腑间形成了不可分割的密切联系。生理上,腧穴是脏腑、经络之气输注于体表的部位;病理上,腧穴又是脏腑、经络病症的反应点。临床上,腧穴对指导疾病的诊断和应用针灸推拿进行治疗具有十分重要的意义。

二、腧穴的分类

人体分布的腧穴很多,大体可分为十四经穴、经外奇穴、阿是穴三类。

1. **十四经穴**　简称为"经穴",是指归属于十二经脉和任、督二脉的腧穴。十四经穴共有 361 个,其中十二经脉的腧穴均为左右对称的双穴,任、督二脉的腧穴为分布于人体前后正中线的单穴。十四经穴有固定的穴名、固定的位置和归经,且有主治本经病症的共同作用,是腧穴的主体部分,为临床所常用。

2. **经外奇穴**　简称为"奇穴",是指有一定的穴名,又有明确的位置,但尚未列入十四经穴系统的腧穴。经外奇穴的主治范围比较单纯,多数对某些病症有特殊疗效,如四缝穴治小儿疳积、定喘治哮喘等。其中有些腧穴,如印堂、太阳、阑尾穴等,位于十四经的循行线上,且具有经穴的主治特点,但因定名较晚,尚未被列入经穴;有些则介于两经或多经之间,如华佗夹脊穴、十宣、四缝穴等。从腧穴的发展过程来看,奇穴是腧穴发展的早期阶段。临床上,奇穴可以作为经穴的补充。

3. 阿是穴 又称为“天应穴”“不定穴”“压痛点”等，即《灵枢·经筋》所说的“以痛为腧”。这类腧穴既无固定的名称，又无固定的位置，而是以压痛点或敏感反应点来定穴。“阿是”之称始见于《千金方》中。阿是穴临床上多用于局部疼痛性病症。

三、腧穴的主治作用

腧穴是脏腑、经络气血输注的部位，与脏腑、经络密切相联，所以腧穴的治疗作用尽管有许多，但都与腧穴的属经、腧穴所联系的脏腑和腧穴所处的部位息息相关。概括腧穴的治疗作用，有以下 3 个方面。

1. 近治作用 这是人体各类腧穴主治作用的共同特点，无论经穴、奇穴、阿是穴，它们都能治疗腧穴所在部位局部及邻近部位组织、器官的病症。如印堂、精明、攒竹等可以治疗眉心、前额疾患和眼病；迎香可以治疗鼻病；耳门、听官、听会、翳风等穴位均能治疗耳病；中脘、上脘、下脘可以治疗胃病等。

2. 远治作用 这是十四经腧穴主治作用的基本规律。在十四经腧穴中，尤其是十二经脉分布在四肢肘膝关节以下的腧穴，不仅能治疗局部和邻近部位的病症，而且还能治疗本经循行所及的远隔部位的脏腑、组织、器官的病症，有的还具有全身性的作用。如合谷穴，不仅能治疗上肢及头面部的病症，还能治疗外感发热等；足三里穴不仅能治疗下肢病症，且能治疗胃肠、胸腹等方面的病症，又为全身强壮要穴。

3. 特殊作用 是指某些腧穴的治疗作用具有相对的特异性。如关元、气海、足三里具有强壮作用；大椎、曲池、合谷退热效果明显；至阴矫正胎位；四缝穴治疳积等。临床实践还证明，针刺某些腧穴，对机体的不同状态有双向的良性调整作用。如泄泻时，针刺天枢穴可以止泻；便秘时，针刺天枢穴又能通便。心动过速时，针刺内关能减慢心率；心动过缓时，针刺内关又可使之恢复正常等。这些都是腧穴的特殊治疗作用。

十四经穴是腧穴的主体部分，其主治作用归纳起来大体是：本经腧穴能治疗本经病，表里经腧穴能治疗互为表里的经脉、脏腑病，经穴能治疗局部病。

四、腧穴的定位方法

腧穴定位的准确与否，直接影响到临床治疗结果。为了准确确定腧穴位置，操作者必须熟练掌握定位方法。常用的定位方法有以下 4 种。

（一）骨度分寸定位法

骨度分寸定位法是以体表各部的骨节为重要标志，按比例规定全身各部的长度和宽度，作为量取穴位标准的方法。不论男女、老少、高矮、胖瘦，均可按此标准在自身测量取穴。常用的骨度分寸如表 2-3 和图 2-4 所示。

表 2-3 常用骨度分寸表

部位	起止点	骨度分寸	适用范围	备注
头部	前发际至后发际	12 寸	头顶部直寸	如前后发际不明，眉心至大椎穴作 18 寸
	眉心至前发际	3 寸	前额部直寸	

部位	起止点	骨度分寸	适用范围	备注
	大椎至后发际	3寸	项部直寸	
	前额两发角(头维)之间	9寸	前头部横寸	
	耳后两完骨(乳突)之间	9寸	后头部横寸	
胸腹部	天突至胸剑联合	9寸	胸部直寸	胸剑联合大多平第5肋间隙处
	胸剑联合至脐中	8寸	上腹部直寸	
	脐中至耻骨联合上缘	5寸	下腹部直寸	
	两乳头之间	8寸	胸部横寸	女性可用两锁骨中线间的距离代替
背腰部	两肩胛骨内缘之间	6寸	胸背部横寸	背腰部腧穴的直寸,以脊柱棘突作为定位的依据
	第1胸椎至第4骶椎	21椎		
上肢部	腋前皱襞至肘横纹	9寸	上臂部直寸	用于手三阴、手三阳经
	肘横纹至腕横纹	12寸	前臂部直寸	
下肢部	耻骨联合上缘至股骨内上髁上缘	18寸	大腿内侧面直寸	下肢内侧面适用于取足三阴经腧穴
	胫骨内侧髁下缘至内踝尖	13寸	小腿内侧面直寸	
	内踝尖至足底	3寸	足内侧直寸	
	股骨大转子至膝中	19寸	大腿外侧直寸	适用于足三阳经腧穴,膝中水平线前面相当于犊鼻穴,后面相当于委中穴
	臀横纹至腘横纹	14寸	大腿后侧直寸	
	膝中至外踝尖	16寸	小腿外侧直寸	
	外踝尖至足底	3寸	足外侧直寸	

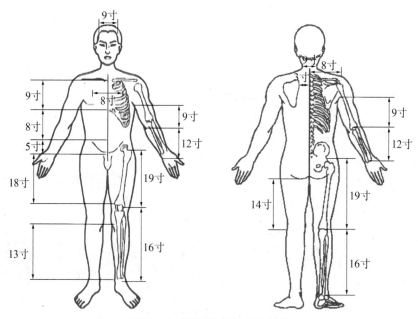

图2-4 常用骨度分寸示意图

（二）体表解剖标志定位法

体表解剖标志定位法是以人体解剖学的各种体表标志为依据来确定腧穴位置的方法，俗称自然标志定位法。可分为固定标志定位法和活动标志定位法两种。

1. 体表固定标志定位法　是指不受人体活动影响而固定不移的标志。如五官、毛发、指（趾）甲、乳头、肚脐等，以及各种骨节的突起和缝隙、肌肉的隆起和凹陷等。由于这些标志固定不动，有利于腧穴的定位，骨度折量定位法即以此为基础。某些靠近体表标志的腧穴可以直接以此为据。如两眉连线中点取印堂、眉毛的中点取鱼腰、脐中取神阙等。

2. 体表活动标志定位法　是指进行相应的动作姿势才能出现的标志，包括各部的关节、肌肉、肌腱、皮肤等随着活动而出现的空隙、凹陷、隆起、皱纹等。如进行咀嚼运动时，在咬肌隆起的高点处取颊车，屈肘在肘横纹头取曲池，张口在耳屏前凹陷中取听宫等。

（三）手指同身寸定位法

手指同身寸定位法是在骨度分寸的基础上，以被施术者手指为标准进行测量定穴的方法，又称指寸定位法，它包括以下 3 种。

1. 中指同身寸　中指屈曲时，以中指中节桡侧两端纹头之间的距离定为 1 寸。本法适用于四肢取穴的直寸和背部取穴的横寸，如图 2-5 所示。

2. 拇指同身寸法　拇指伸直时，以拇指指关节横纹的宽度定为 1 寸。本法适用于四肢部取穴的直寸，如图 2-6 所示。

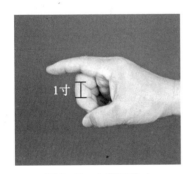

图 2-5　中指同身寸

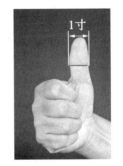

图 2-6　拇指同身寸

3. 横指同身寸法　本法又称"一夫法"。该法是将示指、中指、无名指和小指 4 指并拢，以过中指中节近端指横纹处 4 指的宽度定为 3 寸。本法多用于下肢、下腹部直寸和背部的横寸，如图 2-7 所示。

（四）简便取穴法

本法是临床上常用的一种简便易行的取穴法。例如，两耳尖直上与头部前后正中线交点取百会；立正姿势，垂手中指端所至的股外侧取风市穴；两手虎口交叉，当示指尖处取列缺。这些取穴方法都是在长期临床实践中总结出来的。

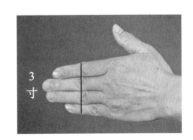

图 2-7　横指同身寸

<h1 style="text-align:center">第三节　养生保健常用的腧穴</h1>

一、头面部常用的腧穴

（一）百会

【定位】在前发际正中直入 5 寸，或两耳尖直上连线中点处，如图 2-8 所示。

【作用】头晕头痛、高血压、眩晕等病症。

【手法】点、按、揉。

【归经】属督脉。

（二）神庭

【定位】在头部，当前发际正中直上 0.5 寸，如图 2-9 所示。

【作用】头晕头痛、眩晕、鼻炎等病症。

【手法】一指禅推、按、揉。

【归经】属督脉。

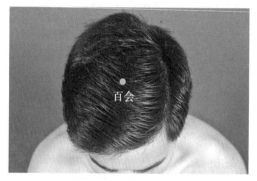

图 2-8　百会图

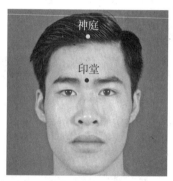

图 2-9　神庭、印堂

（三）印堂

【定位】在前额部，两眉头连线的中点，如图 2-9 所示。

【作用】头晕头痛、三叉神经痛、眼疾、高血压等病症。

【手法】点、揉、推。

【归经】属经外奇穴。

（四）睛明

【定位】内眼角稍上方 0.1 寸凹陷处，如图 2-10 所示。

【作用】目赤肿痛、近视色盲、面瘫等病症。

【手法】点、按、揉。

【归经】属足太阳膀胱经。

（五）攒竹

【定位】前额眉毛内侧端，如图 2-10 所示。

【作用】头痛、眉棱骨痛、眼疾、面瘫等病症。

【手法】一指禅推、按、揉。

【归经】属足太阳膀胱经。

（六）鱼腰

【定位】眉毛中点直对瞳孔处，如图 2－10 所示。

【作用】目赤肿痛、眼睑下垂、眼疾、面瘫等病症。

【手法】点、按、推、揉。

【归经】属经外奇穴。

（七）丝竹空

【定位】眉梢末端凹陷中，如图 2－10 所示。

【作用】头痛、眉棱骨痛、口眼歪斜、目赤肿痛等目部病症。

【手法】按、揉、点。

【归经】属手少阳三焦经。

（八）太阳

【定位】在颞部，眉梢与外眼角之间，向后约 1 寸凹陷处，如图 2－11 所示。

【作用】头痛、偏头痛、眼疾、牙痛等病症。

【手法】按、揉、抹。

【归经】属经外奇穴。

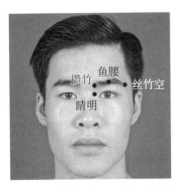

图 2－10　睛明、攒竹、鱼腰、丝竹空

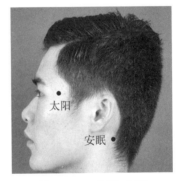

图 2－11　太阳、安眠

（九）四白

【定位】在面部，瞳孔直下，当眶下孔凹陷处，如图 2－12 所示。

【作用】目赤痛痒、眼睑眲动、面痛、口眼歪斜等病症。

【手法】一指禅推、按、揉。

【归经】属足阳明胃经。

（十）颧髎

【定位】目外眦直下，颧骨下缘凹陷处，如图 2－12 所示。

【作用】口眼歪斜、眼睑眲动、齿痛、三叉神经痛等面部病症。

【手法】一指禅推、按、揉。

【归经】属手太阳小肠经。

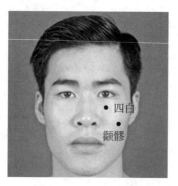

图 2‑12 四白、颧髎

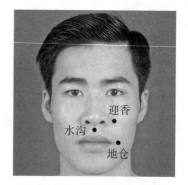

图 2‑13 迎香、水沟、地仓

（十一）迎香

【定位】在鼻翼外缘中点旁开约 0.5 寸，当鼻唇沟中，如图 2‑13 所示。

【作用】感冒鼻塞、鼻渊、口眼歪斜、面痛等病症。

【手法】一指禅推、按、揉、掐。

【归经】属手阳明大肠经。

（十二）水沟

【定位】在面部，当人中沟的上 1/3 与下 2/3 交点处，如图 2‑13 所示。

【作用】昏迷、癫狂、口眼歪斜等病症。

【手法】掐。

【归经】属督脉。

（十三）地仓

【定位】嘴角旁 0.4 寸，如图 2‑13 所示。

【作用】流涎、口眼歪斜、口角瞤动等病症。

【手法】一指禅推、按、揉。

【归经】属足阳明胃经。

（十四）颊车

【定位】下颌角前 1 寸，咬肌粗隆处，如图 2‑14 所示。

【作用】齿痛、牙关开合不利、面瘫、面肌痉挛等病症。

【手法】点、揉。

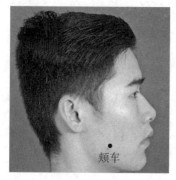

图 2‑14 颊车

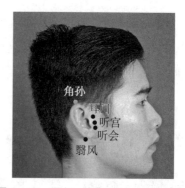

图 2‑15 耳门、听宫、听会、角孙、翳风

【归经】属足阳明胃经。

（十五）耳门

【定位】在面部,当耳屏切际的前方,下颌骨髁状突后缘,张口有凹陷处,如图 2-15 所示。

【作用】耳鸣、耳聋、牙痛等病症。

【手法】一指禅推、按、揉、点。

【归经】属手少阳三焦经。

（十六）听宫

【定位】在面部,耳屏前,下颌骨髁状突的后缘,张口时呈凹陷处,如图 2-15 所示。

【作用】耳鸣、耳聋、牙痛等病症。

【手法】一指禅推、按、揉、点。

【归经】属手太阳小肠经。

（十七）听会

【定位】在面部,当耳屏间切际的前方,下颌骨髁状突的后缘,张口有凹陷处,如图 2-15 所示。

【作用】耳鸣、耳聋、牙痛。

【手法】一指禅推、按、揉、点。

【归经】属足少阳胆经。

（十八）角孙

【定位】在头部,折耳廓向前,当耳尖直上入发际处,如图 2-15 所示。

【作用】耳鸣、牙痛、头痛、头晕等病症。

【手法】一指禅推、按、揉、点。

【归经】属手少阳三焦经。

（十九）翳风

【定位】在耳垂后方,当乳突与下颌角之间的凹陷处,如图 2-15 所示。

【作用】耳鸣、耳聋、牙痛等病症。

【手法】一指禅推、按、揉、点。

【归经】属手少阳三焦经。

（二十）风府

【定位】后正中发际上 1 寸,如图 2-16 所示。

【作用】头痛眩晕、颈项强痛、感冒、中风等病症。

【手法】一指禅推、按、揉、点。

【归经】属督脉。

（二十一）风池

【定位】胸锁乳突肌与斜方肌上端之间的凹陷中,平风府穴,如图 2-16 所示。

【作用】头痛眩晕、颈项强痛、感冒、中风等病症。

【手法】按、揉、拿。

【归经】属足少阳胆经。

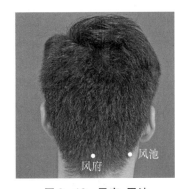

图 2-16　风府、风池

（二十二）安眠

【定位】翳风穴与风池穴连线中点，如图2-11所示。

【作用】失眠、健忘、头痛、头晕等病症。

【手法】按、揉。

【归经】属经外奇穴。

二、胸腹部常用的腧穴

（一）中府

【定位】在胸前壁的外上方，平第一肋间隙，距前正中线6寸，如图2-17所示。

【作用】咳嗽、气喘、胸痛、肩背痛等病症。

【手法】一指禅推、按、揉、摩。

【归经】属手太阴肺经。

（二）上脘

【定位】在上腹部，前正中线上，当脐中上5寸，如图2-18所示。

【作用】胃痛、腹胀、呕吐、呃逆等病症。

【手法】一指禅推、按、揉、摩。

【归经】属任脉。

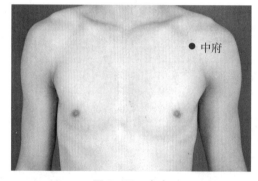

图2-17　中府

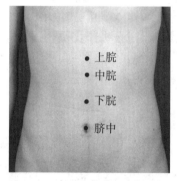

图2-18　上脘、中脘、下脘、脐中

（三）中脘

【定位】在上腹部，前正中线上，当脐中上4寸，如图2-18所示。

【作用】胃痛、腹胀、呕吐、呃逆、泄泻、疳积等病症。

【手法】点、按、揉、摩。

【归经】属任脉。

（四）下脘

【定位】在上腹部，前正中线上，当脐中上2寸，如图2-18所示。

【作用】胃痛、腹胀、呕吐、呃逆、泄泻等病症。

【手法】一指禅推、按、揉、摩。

【归经】属任脉。

（五）脐中

【定位】在腹中部，脐中央，如图 2 - 18 所示。

【作用】脱证、腹痛、腹泻、便秘、脱肛等病症。

【手法】按、揉、摩。

【归经】属任脉。

（六）气海

【定位】在下腹部，前正中线上，在脐中下 1.5 寸，如图 2 - 19 所示。

【作用】腹痛、便秘、泄泻、月经不调、痛经、阳痿、遗精等病症。

【手法】点、按、揉、摩。

【归经】属任脉。

（七）关元

【定位】在下腹部，前正中线上，在脐中下 3 寸，如图 2 - 19 所示。

【作用】遗尿、少腹疼痛、泄泻、月经不调、阳痿、虚劳羸瘦等病症。

【手法】点、按、揉、摩。

【归经】属任脉。

（八）天枢

【定位】腹部，肚脐旁开 2 寸处，如图 2 - 19 所示。

【作用】腹痛、腹胀、泄泻、便秘等病症。

【手法】点、按、揉。

【归经】属足阳明胃经。

（九）期门

【定位】在前正中线旁开 4 寸，当乳头直下，第 6 肋间隙处，如图 2 - 20 所示。

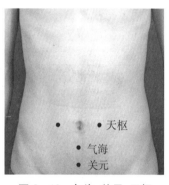

图 2 - 19 气海、关元、天枢

【作用】腹痛、腹胀、呃逆、胸胁胀痛、泄泻等病症。

【手法】一指禅推、按、揉、拿。

【归经】属足厥阴肝经。

（十）章门

【定位】在胁肋部，当第十一浮肋游离端下方，如图 2 - 20 所示。

【作用】腹痛、腹泻、胁痛、呕吐、呃逆等病症。

【手法】一指禅推、按、揉、拿。

【归经】属足厥阴肝经。

（十一）京门

【定位】在胁肋部，第 12 肋骨游离端的下方，如图 2 - 21 所示。

【作用】胃痛、腹胀、呃逆、胁痛等病症。

【手法】一指禅推、按、揉、拿。

【归经】属足少阳胆经。

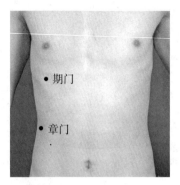

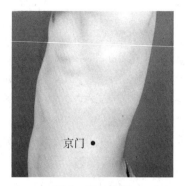

图 2-20　期门、章门　　　　　　　　　　图 2-21　京门

三、上肢部常用腧穴

（一）肩髃

【定位】在肩部三角肌上，臂外展或向前平伸时，当肩峰前下方凹陷处，如图 2-22 所示。

【作用】肩臂疼痛、上肢不遂、肘臂挛急等病症。

【手法】点、按、揉、搓。

【归经】属手阳明大肠经。

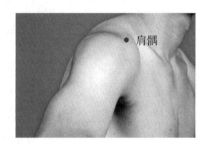

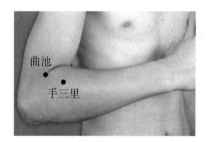

图 2-22　肩髃　　　　　　　　　　　图 2-23　曲池、手三里

（二）曲池

【定位】在肘横纹外侧端，屈肘，当尺泽与肱骨外上髁连线中点，如图 2-23 所示。

【作用】上肢关节疼痛、麻木，半身不遂，高烧，咽喉肿痛等病症。

【手法】点、按、拿、揉。

【归经】属手阳明大肠经。

（三）手三里

【定位】屈肘在前臂背面桡侧，当阳溪与曲池的连线上，肘横纹下 2 寸，如图 2-23 所示。

【作用】腹痛，腹泻，上肢不遂，齿痛。

【手法】一指禅推、按、拿、点压、弹拨。

【归经】属手阳明大肠经。

（四）内关

【定位】前臂内侧，腕横纹上 2 寸，当掌长肌腱与桡侧腕屈肌腱之间，如图 2-24 所示。

【作用】心痛、心悸、胸闷、失眠、胃痛、呕吐、癫狂等病症。

【手法】点、按、拿、揉。

【归经】属手厥阴心包经。

（五）劳宫

【定位】在手掌心，第2～3掌骨，握拳时，中指尖所点处，如图2-24所示。

【作用】中风昏迷、心绞痛、呕吐、手指麻痛等病症。

【手法】点、按、揉。

【归经】属手厥阴心包经。

（六）外关

【定位】腕背横纹上2寸，尺骨与桡骨正之间，如图2-25所示。

【作用】热病、头痛、耳聋、耳鸣、肘臂屈伸不利等病症。

【手法】点、按、拿、揉。

【归经】属手少阳三焦经。

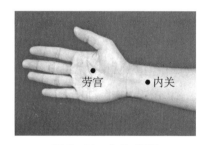
图2-24 内关、劳宫

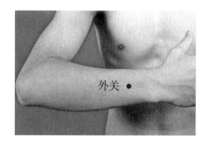
图2-25 外关

（七）合谷

【定位】在手背，第1～2掌骨，当第2掌骨桡侧的中点处，如图2-26所示。简便取法：以一手的拇指间关节横纹，放在另一手拇、示指之间的指蹼缘上，当拇指尖下是穴。

【作用】头痛、感冒、牙痛、口眼歪斜、半身不遂、各种疼痛等病症。

【手法】点、按、拿、揉。

【归经】属手阳明大肠经。

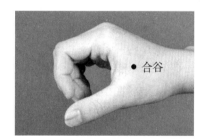
图2-26 合谷

四、下肢部常用腧穴

（一）风市

【定位】大腿外侧正中，腘横纹上7寸。简便取穴法：垂手直立时，中指尖下是穴，如图2-27所示。

【作用】下肢痿痹、麻木，半身不遂，脚气，瘙痒等病症。

【手法】擦、按、压、点。

【归经】属足少阳胆经。

（二）血海

【定位】屈膝,在大腿内侧,髌骨内上缘上2寸处,当股四头肌内侧头隆起处,如图2-28所示。

简便取穴法:患者屈膝,医者以左手掌心按于患者右膝髌骨上缘,第2～5指向上伸直,拇指呈45°斜角按下,当拇指尖下即本穴。对侧取法仿此,以右手掌心按患者左膝取之。

【作用】月经不调、闭经、股内侧疼痛等病症。

【手法】拿、按、点。

【归经】属足太阴脾经。

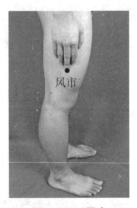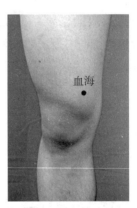

图2-27 风市　　　　　　　图2-28 血海

（三）阴陵泉

【定位】在小腿内侧,当胫骨内侧髁下缘陷中,如图2-29所示。

【作用】小便不利或失禁、水肿、腹胀、膝痛、痛经、遗精等病症。

【手法】按、拿、点。

【归经】属足太阴脾经。

（四）三阴交

【定位】在小腿内侧,当内踝尖上3寸,胫骨后缘,如图2-29所示。

【作用】肠鸣泄泻、腹胀、食物不化、月经不调、阳痿、失眠等病症。

【手法】点、按、揉。

【归经】属足太阴脾经。

（五）阳陵泉

【定位】在小腿外侧,腓骨小头前下方凹陷中,如图2-30所示。

【作用】黄疸、胁痛、呕吐、下肢痿痹、膝肿痛等病症。

【手法】点、按、揉、拿。

【归经】属足少阳胆经。

（六）足三里

【定位】在小腿前外侧,当犊鼻下3寸,距胫骨前缘一横指(中指),如图2-31所示。

【作用】胃痛、腹胀呕吐、泄泻、便秘、半身不遂、腰腿酸痛、虚劳羸弱等病症。本穴有强壮作用,为保健要穴。

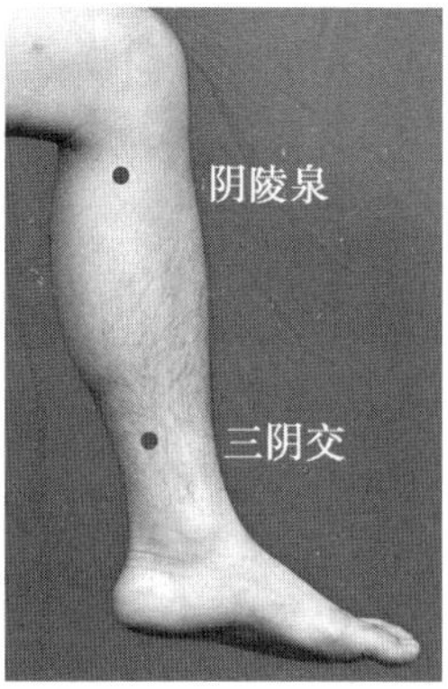

图 2-29 阴陵泉、三阴交

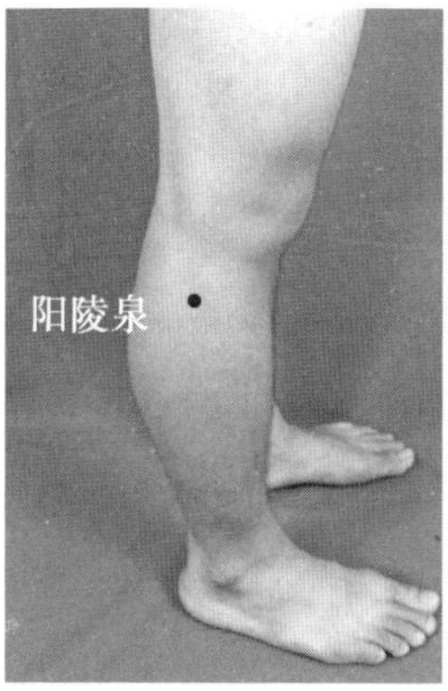

图 2-30 阳陵泉

【手法】按、揉、点、拨。

【归经】属足阳明胃经。

（七）解溪

【定位】在足背与小腿交界处的横纹中央凹陷处，当踇长伸肌腱与趾长伸肌腱之间，如图 2-32 所示。

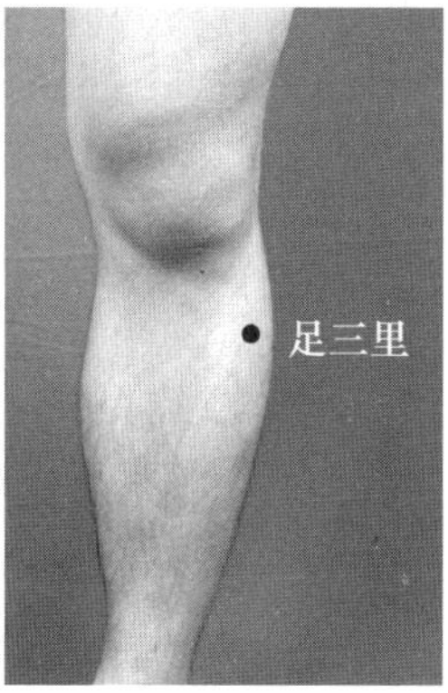

图 2-31 足三里

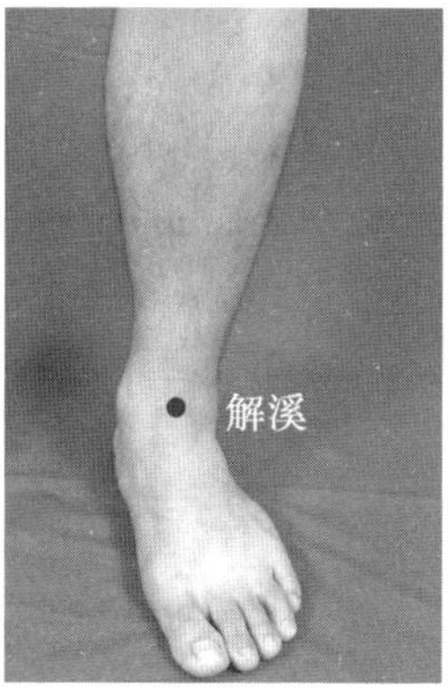

图 2-32 解溪

【作用】头痛、眩晕、癫狂、腹胀、便秘、下肢痿痹等病症。

【手法】点、按、压、揉。

【归经】属足阳明胃经。

（八）环跳

【定位】在股外侧部，当股骨大转子高点与骶管裂孔连线的外 1/3 与内 2/3 交点处，如图 2-33 所示。

【作用】腰腿痛，坐骨神经痛，瘫痪，半身不遂。

【手法】点、按、压、滚。

【归经】属足少阳胆经。

（九）承扶

【定位】在大腿后面，臀横纹中点处，如图 2-34 所示。

【作用】腰痛、骶部疼痛、坐骨神经痛等病症。

【手法】点、揉、按、压。

【归经】属足太阳膀胱经。

（十）殷门

【定位】在大腿后面，承扶与委中连线上，承扶穴下 6 寸，如图 2-34 所示。

【作用】腰腿痛、下肢痿痹、半身不遂等病症。

【手法】压、按、揉、点。

【归经】属足太阳膀胱经。

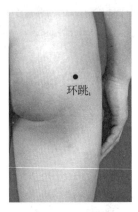

图 2-33　环跳

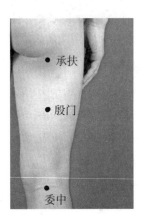

图 2-34　承扶、殷门、委中

（十一）委中

【定位】在腘横纹中点，当股二头肌腱与半腱肌腱的中间，如图 2-34 所示。

【作用】腰腿痛、下肢痿痹、半身不遂、腹痛、闪腰等病症。

【手法】按、揉、拿。

【归经】属足太阳膀胱经。

（十二）承山

【定位】在小腿后面正中，当伸直小腿或足跟上提时腓肠肌肌腹下出现尖角凹陷处，如图 2-35 所示。

【作用】腰腿痛、腿痛转筋、半身不遂、便秘等病症。

【手法】点、按、压、揉、叩击。

【归经】属足太阳膀胱经。

（十三）昆仑

【定位】外踝尖与跟腱之间的凹陷处，如图 2-36 所示。

【作用】头痛、项强、目眩、腰痛、脚跟痛等病症。

【手法】揉、点、按、拨弹。

【归经】属足太阳膀胱经。

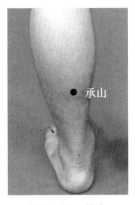

图 2 - 35 承山

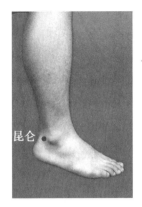

图 2 - 36 昆仑

（十四）太溪

【定位】内踝高点与跟腱后缘之间的凹陷处，如图 2 - 37 所示。

【作用】头痛目眩、耳鸣耳聋、健忘、失眠、月经不调、阳痿、脚跟痛等病症。

【手法】揉、点、按、拨弹。

【归经】属足少阴肾经。

（十五）涌泉

【定位】在足底部，跷足时足前部凹陷处，约当足底第 2～3 趾缝头端与足跟连线的前 1/3 与后 2/3 交点上，如图 2 - 38 所示。

【作用】头痛、头晕、失眠、咽喉痛、转筋、足心热等病症。

【手法】推、按、揉、擦。

【归经】属足少阴肾经。

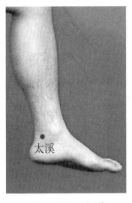

图 2 - 37 太溪

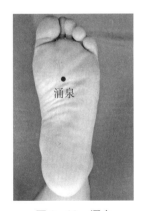

图 2 - 38 涌泉

五、颈肩部常用腧穴

（一）大椎

【定位】在后正中线上，第 7 颈椎棘突下凹陷中，如图 2 - 39 所示。

【作用】热病、项强、肩背疼痛、角弓反张、五劳虚损、中暑等病症。

【手法】点、按、揉、摩、搓。

【归经】属督脉。

（二）肩井

【定位】肩上，当大椎穴与肩峰连线的中点，如图2-39所示。

【作用】头项强痛、肩背疼痛、上肢不遂、感冒等病症。

【手法】一指禅推、拿、点、按、揉、擦。

【归经】属足少阳胆经。

（三）秉风

【定位】在肩胛骨冈上窝中点，天宗直上，举臂有凹陷处，如图2-40所示。

【作用】肩臂疼痛、上臂不举、上肢酸麻等病症。

【手法】点、按、揉、擦。

【归经】属手太阳小肠经。

（四）天宗

【定位】在肩胛部，当冈下窝中央凹陷处，与第4胸椎相平，如图2-40所示。

【作用】肩胛痛、手臂麻木、上肢酸痛、气喘、乳痈等病症。

【手法】一指禅推、点、按、揉、擦。

【归经】属手太阳小肠经。

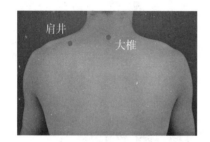
图2-39 大椎、肩井

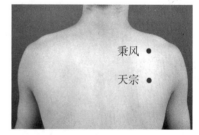
图2-40 秉风、天宗

六、背腰骶部常用腧穴

（一）命门

【定位】在腰部，当后正中线上，第2腰椎棘突下凹陷中，如图2-41所示。

【作用】阳痿、遗精、月经不调、腰骶疼痛、下肢痿痹等病症。

【手法】按、揉、擦、扳。

【归经】属督脉。

（二）腰阳关

【定位】在腰部，当后正中线上，第4腰椎棘突下凹陷中，如图2-41所示。

【作用】腰骶疼痛、下肢痿痹、月经不调、阳痿、遗精等病症。

【手法】按、揉、拨、擦、扳。

【归经】属督脉。

（三）肾俞

【定位】在腰部，当第 2 腰椎棘突下，旁开 1.5 寸，如图 2-41 所示。

【作用】遗精、阳痿、月经不调、腰酸膝软、耳鸣、耳聋等病症。

【手法】按、揉、推、拨、滚、擦。

【归经】属足太阳膀胱经。

（四）大肠俞

【定位】在腰部，当第 4 腰椎棘突下，旁开 1.5 寸，如图 2-41 所示。

【作用】腰痛、腹痛、腹胀、腹泻、便秘等病症。

【手法】一指禅推、按、揉、点、滚、拨、擦。

【归经】属足太阳膀胱经。

（五）八髎

【定位】腰骶部对应在左右两侧 8 个骶后孔所在部位，左右对称，自上而下分别为上髎、次髎、中髎、下髎穴，如图 2-42 所示。

【作用】腰骶酸痛、遗尿、遗精、阳痿、早泄、不孕不育、月经不调等病症。

【手法】点、按、揉、滚、擦。

【归经】属足太阳膀胱经。

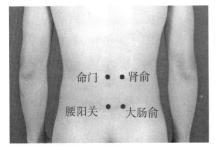

图 2-41 命门、腰阳关、肾俞、大肠俞

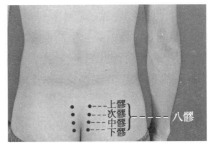

图 2-42 八髎

（六）夹脊

【定位】在背腰部，当第 1 胸椎起至第 5 腰椎棘突下两侧，后正中线旁开 0.5 寸，每侧 17 穴，左右共 34 穴，如图 2-43 所示。

【作用】胸背上部穴主治心、肺、上肢病症；胸背下部穴主治脾胃、肠道病症；腰背部穴主治腰、腹及下肢病症。

【手法】一指禅推、按、揉、点、滚、擦。

【归经】属经外奇穴。

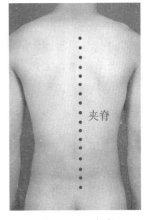

图 2-43 夹脊

第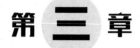章　养生推拿的基础知识

本章彩图

第一节　养生推拿的简介

推拿又称按摩,古称案杌、按跷、跷摩,是祖国医学宝库中的重要遗产之一,它是我们的祖先在长期的生活、劳动实践及与疾病做斗争的过程中,逐渐认识和发展起来的。在远古时代,我们的祖先在与大自然的斗争中,发现用手抚摸、按压受伤部位、拍打身体,能减轻痛苦,缓解某些症状,在此基础上开始有意识寻找、摸索总结,逐步孕育了推拿疗法,成为了祖国医学的重要组成部分。推拿是指运用手和肢体的其他部位,以各种不同的特定技巧及技能在体表特定部位进行操作,从而达到防病强身的目的。中国医学史表明,中华民族是人类社会中最早运用手法技能这一古老的医疗保健方法来防治疾病的。1973 年,我国在长沙马王堆出土的大批帛书和竹木简上记载了大量按摩、导引、吐纳等内容,这些出土的医书反映了春秋战国以前,推拿疗法就被广泛地应用于临床。秦汉时期,出现了我国最早的古典医学巨著《黄帝内经》,共分为 36 卷 162 篇,其中《素问》9 篇、《灵枢》5 篇论及按摩,如《素问·血气形志篇》云:"形数惊恐,经络不通,病生于不仁,治之以按摩醪药";《素问·异法方宜论》提出了"导引按跷者,亦从中央出也";《黄帝内经》不仅记载了按摩的起源,而且指出了按摩的作用和应用,对按摩疗法有了较为具体的论述,为后世继承和发扬按摩奠定了理论基础。

养生意指颐养生命、强身健体、延年益寿,养生一词最早见于《黄帝内经》:"主明则下安,以此养生则寿"。也就是根据人类活动规律,采取相应方法,达到健身防病,延年益寿的目的。中医学历来主张"防病于未然"。早在《黄帝内经》中就有人提出了"圣人不治已病治未病"的观点。所谓"治未病"应包括未病先防、既病防变和病后防发 3 个方面。现代养生的概念,是注意增强体质,预防疾病,延缓衰老,延长寿命。而应用于未病先防、既病防变和病后防发的推拿医学技能,就是养生推拿。也就是说,养生推拿是运用推拿手法,达到健身防病,消除疲劳,促进疾病康复,提高生存质量,延年益寿目的的专业技能。

中华人民共和国成立后,在党和国家中医政策的指导下,中医学得到了重视和发展,推拿疗法也得到了显著发展。1956 年上海成立了中国第一所推拿专科学校——上海中医学院附属推拿学校,1958 年在上海成立了国内第一个中医推拿门诊部,通过设科办校,培养了一大批推拿专业的后继人才,继承和整理了推拿的学术经验,推拿教学走向正规化,推拿学术气氛日益高涨。20 世纪 80 年代以来,随着我国改革开放的不断深入,人民生活水平的稳步提高,人们的保健意识日益提高;尤其是党的十八大以来,为了不断满足人民对美好生活的向往,以习近平同志为核心的党中央,部署实施了一系列中医药政策,如 2016 年的《中国

的中医药》白皮书、《中华人民共和国中医药法》,2019 年的《中共中央国务院关于促进中医药传承创新发展的意见》,中医药发展上升为国家战略,中医药事业得到高速发展。"预防为主""全民健身"已成为人们的普遍共识和自觉行为,寻求最佳祛病健身、延年益寿的方法,已是现今社会的必然趋势。传统推拿疗法,也正以它独特的优势被世界各国人民所认同和重视,我国的推拿技能与国外进行了广泛的交流,推拿学者通过出国讲学、医疗,赢得了国外的好评。同时,不少国家和地区的推拿专业人员也来中国学习推拿技术,且人数日益增多,使我国的推拿疗法已遍及五大洲。显然,推拿疗法逐步成为人们强身健体、防病治病不可或缺的一种方法,社会的需求为养生推拿市场提供了广阔的空间和崭新的发展机遇,古老的推拿疗法正为人类的健康事业做出新的贡献。

第二节　养生推拿的作用

养生推拿是中医学的重要组成部分,长期以来,推拿理论与实践都得到了较大发展,形成了各种学术体系和不同流派。尽管它们在理论和手法上有着一些差异,但都是以祖国医学中的经络学说为基础理论,以不同腧穴为施术部位,以推拿刺激为主要手法,通过推拿经络刺激穴位,以调和气血、平衡阴阳、疏通经脉、扶正祛邪,从而达到调整机体、增强体质、保健养生、防治疾病的目的。养生推拿对于人体的作用概括起来有以下 5 个方面。

一、行气活血

气血是构成人体的基本物质,是脏腑、经络、组织器官进行生理活动的基础,人体的一切组织都需要气血的供养和调节才能发挥它的功能。气血周流全身运行不息,不断进行新陈代谢,促进人体的生长发育和进行正常的生理活动。人体一切疾病的发生、发展无不与气血有关,气血调和则能使阳气温煦,阴精滋养。若气血失和则皮肉筋骨、五脏六腑均将失去濡养,以致脏器组织的功能活动发生异常,并产生一系列的病理变化。《素问·调经论篇》指出"血气不和,百病乃变化而生"。养生推拿具有调和气血,促进气血运行的作用,其途径有 3个方面。

1. 健运脾胃　脾胃有主管消化饮食和运输水谷精微的功能,而饮食水谷是生成气血的重要物质基础,故有脾胃是"后天之本"和"气血生化之源"之说。脾胃健运则气血充足,从而保证全身的需要。

2. 疏通经络和加强肝的疏泄功能　气血的运行有赖于经络的传注,经络畅通则气血得以通达全身,发挥其营养组织器官、抵御外邪、保卫机体的作用。肝的疏泄功能,关系着人体气机的调畅,气机条达舒畅,则气血调和从而不致发生瘀滞。

3. 通过手法的直接作用,推动气血循行,活血化瘀　推拿对气血运行的促进作用,是通过手法在体表经穴、部位的直接刺激,而使局部的毛细血管扩张,肌肉血管的痉挛缓解或消除,经脉通畅,血液循环加快,瘀血消除等来实现的。

二、疏通经络

经络是人体气血运行的通路,内属脏腑,外络肢节,通达表里,贯穿上下,像网络一样地分布于全身,将人体各部分联系成一个统一的、协调而稳定的有机整体,具有"行血气而营阴阳,濡筋骨,利关节"的功能。人体就是依赖它来运行气血,发挥着营内卫外的作用,使脏腑之间及其与四肢百骸之间保持动态平衡,并使机体与外界环境协调一致。当经络的生理功能出现障碍时,就会导致气血失调,不能行使其正常功能,百病则由此而生。养生推拿具有疏通经络的作用,运用适当的推拿手法作用于体表,就能引起局部经络反应,其主要表现为起到激发和调整经气的作用,并通过经络途径从而影响所连属的脏腑、组织、肢节的功能活动,从而调节机体的生理功能、改善机体的病理状况,达到保健效果,使百脉疏通,五脏安和。经络包含经脉、络脉、经筋和皮部,因此推拿具有疏通经络的作用,在临床各科疾病的治疗中均有体现。所谓"经脉所至,主治所及"就是这个道理。如掐按合谷可止牙痛,推桥弓可平肝阳而降血压等。现代研究证实,推拿对经气的调节作用是通过调节神经系统的兴奋和抑制,并通过神经的反射作用,进而调整内脏功能来实现的。其调整、疏通作用的大小与推拿时手法操作的经络、穴位(或部位)的准确与否、手法作用时间的长短、刺激量大小等,有明显的关系。如风、寒、湿邪侵入人体,客阻经络则产生肌肉酸痛,此属经络"不通则痛";通过推拿手法治疗使风寒湿邪外达,经络疏通而痛除,此属"通则不痛",故《素问·举痛论篇》载:"寒气客于背俞之脉则脉泣,脉泣则血虚,血虚则痛,其俞注于心,故相引而痛。按之则热气至,热气至则痛止矣"。

三、调整脏腑

脏腑是化生气血、贮藏精气、传化水谷和主持人体生命活动的重要器官。养生推拿具有协调脏腑的作用。实践表明,养生推拿对脏腑的不同状态,有着双向的良性调整作用。现代研究证实,按揉足三里穴,既能使分泌过多的胃液减少,抑制胃肠的功能,也可使分泌不足的胃液增多,兴奋胃肠的功能;用较强的按法、拿法刺激内关穴,可使心率加快,用于治疗心动过缓;用较弱的按法、揉法刺激内关,又可使心率减慢,用于治疗心动过速;按揉肝俞、胆俞、胆囊穴,可抑制胆囊收缩,减少胆汁排出,使胆绞痛缓解。养生推拿对脏腑功能的调节作用:一是直接作用,即通过手法刺激体表直接影响脏腑功能;二是间接作用,依据经络与脏腑之间的联系,通过手法刺激经络系统调整脏腑功能来实现。

四、理筋整复

中医学中所说的筋,又称经筋,是指与骨相连的肌筋组织,类似于现代解剖学的四肢和躯干部位的软组织,如肌肉、肌腱、筋膜、韧带、关节囊、腱鞘、椎间盘、关节软骨等软组织。由各种原因造成的有关软组织损伤,统称为筋伤或伤筋。各种筋伤必累及气血,导致脉络受损,气滞血瘀,为肿为痛;甚至产生"筋出槽、骨错缝"等有关组织解剖位置异常的一系列病理变化,出现诸如小关节紊乱、肌腱滑脱、不全脱位、关节错缝、椎间盘突出等病症。养生推拿理筋整复的作用表现为三个方面:一是通过养生推拿手法增强局部气血运行,加强新陈代谢,消肿祛瘀,促进损伤组织的修复;二是运用适当的手法松解粘连、滑利关节、解痉止痛;三是应用整复手法纠正筋出槽、关节错缝,使筋骨恢复到原有的形态、位置,恢复正常的生理功能,从而起到理筋整复的作用。《医宗金鉴·正骨心法要旨》指出"因跌仆闪失,以致骨缝开错,气血郁滞,为肿为痛,宜用按摩法。按其经络,以通郁闭之气,摩其雍聚,以散郁结之肿,其患可愈"。

五、预防保健

中医历来重视正气的作用,《黄帝内经》提出:"正气存内、邪不可干"。认为正气不但是构成人体的重要物质,而且是维持人体生命活动的基础。有了旺盛正气就可以具有较强的抗病能力,致病因素就难以起到作用。"邪之所凑,其气必虚"。外邪之所以能够侵犯人体,导致疾病在体内发生、发展和变化,就是人体的抗病能力和康复能力处于相对劣势的状态,邪气就可以通过皮肤、经络及口鼻等途径乘虚而入,侵犯人体而发生疾病。而在平时,对人体的经脉和穴位适当的进行推拿,给予良性的刺激,可以激发机体经络系统的功能,通过神经系统调节和神经-内分泌-免疫网络调节来发挥作用。根据研究,推拿手法所产生的感觉刺激可以兴奋不同的神经纤维,产生多种生物电活动,一方面,将冲动传至中枢的不同水平,经整合后再沿下行纤维传出,调节相关内脏组织的功能;另一方面,可以局部反射弧而发挥调节作用,使机体处于最佳的身心状态,有利于增强防病抗病能力,达到预防疾病的目的。

可以看出,养生推拿的基本作用是彼此关联、密不可分的。通过行气活血、疏通经络、调整脏腑、理筋整复、预防保健,最终达到调和阴阳的作用,使机体处于"阴平阳秘,精神乃和"的状态。

第三节　养生推拿的基本知识

一、养生推拿的特点

养生推拿的中医学基础理论是:扶正祛邪、平衡阴阳、疏通经络、调和气血。养生推拿属中医外治法的范畴,特点是:经济简便,因为它不需要特殊医疗设备,也不受时间、地点、气候条件的限制,随时随地都可实行,且平稳可靠,易学易用,无毒副作用。正是由于这些优点,推拿成为深受广大群众喜爱的养生健身方法。对正常人来说,能增强人体的自然抗病能力,取得保健效果;对病人来说,既可使局部症状消退,又可加速恢复患部的功能,从而收到良好的治疗效果。养生推拿的手法由清代的摸、接、端、提、按、摩、推、拿伤科正骨八法,发展到现代的单一手法和复合手法等上百种方法,推拿范围由过去的伤科、儿科推拿发展到内、外、妇、儿、五官及运动、康复、减肥、美容、养生推拿等门类齐全的特种行业,归纳起来,推拿可分为医疗推拿和养生推拿两大类。由于两类推拿的性质不同,其对象、目的和特点也不同。医疗推拿属于医疗性质,其服务对象是病人(患者)。从事推拿的人员必须具备医学专科学历并经考试获得执业医师资格者,方有医疗推拿权利(即诊断和治疗权)。养生推拿不属于医疗性质,属社会服务性质,它的服务对象是宾客。从事养生推拿人员经过养生推拿师职业技能培训,并经考核鉴定取得养生推拿专项职业能力证书,即可从业。养生推拿师没有医疗诊治权利,尤其不能扳动宾客的颈椎、胸椎和腰椎。

二、养生推拿手法的补泻

手法是养生推拿保健治疗的手段,需要根据患者的体质强弱和病情虚实,采取或补或泻或兴奋或抑制的手法。

（一）手法运用的基本法则

"虚则补之,实则泻之"是中医辨证治病的基本法则,也是手法治疗的基本法则。补乃补正气之不足,凡能补充人体物质不足或增强人体组织某些功能的治疗手法,即补法。泻乃泻邪气之有余,凡具有直接祛除体内病邪的作用,或抑制组织器官亢进的治疗手法,即泻法。手法通过对经络穴位或特定部位的各种不同的方式刺激,使机体内部得到调整,起到扶正祛邪的功效,这就是手法补泻的含义。

（二）决定手法补泻作用的因素

手法补泻作用是多方面的,大致可以分为以下几个因素。

1. 按经络的循行方向　从经络的循行方向来说,顺经络循行方向操作的手法为补,逆经络循行方向操作的手法为泻,即所谓"顺经为补,逆经为泻"。

2. 按血液运行方向　从血流运行的方向来看,向心性手法为补,离心性手法为泻。

3. 按手法的刺激强度　从手法的刺激强度来讲,轻刺激的手法为补,重刺激的手法为泻,即所谓"轻手法为补,重手法为泻"。

4. 按手法频率的快慢　从手法操作频率的快慢来看,操作频率快的手法为泻,操作频率慢的手法为补,即所谓"快手法为泻,慢手法为补"。

5. 按手法旋转的方向　以手法旋转的方向来说,顺时针方向操作的手法为补,逆时针操作的手法为泻,即所谓"顺时针为补,逆时针为泻"。

（三）补泻作用的相对性

"补"和"泻"虽是相反、对立的两种作用,但又是相互联系的,其共同的目的是调节阴阳,增强人体正气,所以"补""泻"之间的关系是对立统一的。补泻作用并非一成不变,而是有相对性的,应根据具体情况,灵活应用。

三、养生推拿的体位及要求

在推拿操作服务的过程中,无论技师与宾客,都应选择一个最佳的体位,以利于手法的操作,防止异常情况的发生。在选择体位时,应考虑以下两个方面:一是有利于宾客肌肉充分放松,并保持较长时间接受推拿的舒适、安全体位;二是有利于技师手法得到充分发挥,自如运用。

（一）宾客体位

宾客采取的体位一般为卧位与坐位,较少采用立位。

1. 卧位(仰卧位、俯卧位与侧卧位)

（1）仰卧位:宾客仰面朝天而卧,上肢自然置于身体两侧,两下肢伸直或者根据治疗需要,一侧、双侧上肢或下肢外展、内收、上举、屈曲位等。在颜面部、胸腹部及四肢前侧方等部位施以手法时,常采取此体位。

（2）俯卧位:宾客背面朝天而卧,头向下,将面部向下置于推拿床的孔口上面,上肢自然置于身体两旁或屈肘向上置于头部两侧,两下肢伸直,肌肉放松,呼吸自然,或者根据操作需要,上肢或下肢置于上举、外展或屈曲等位。在肩背、腰臀及上、下肢后外侧施术时,常采用此体位。

（3）侧卧位:宾客面朝左或右,侧向而卧,两下肢均屈曲位或一侧下肢屈曲,另一侧下肢伸直;在上的一侧上肢自然伸直,置于身上,靠床的上肢前屈,置于床面或枕头下。在肩部及上肢外侧或臀部及下肢外侧施术时,常采用此体位。

2. 坐位(端坐位、俯坐位)

(1)端坐位:宾客端正而坐,肌肉放松,呼吸自然,两上肢自然下垂,或根据操作需要一侧上肢或者下肢呈外展、前屈等位。在做肩部、膝部手法,以及拿肩井、肩关节摇法、腰部摇法、直腰旋转扳法时,常采用此体位。

(2)俯坐位:宾客端坐后,上身前倾,略低头,两肘屈曲置于膝上或两臂置于桌上及椅背上,肩背部肌肉放松,呼吸自然。在颈项部及腰背部手法操作或肘压法、湿热敷时,常采用此体位。

(二)技师体位

根据宾客被操作的部位与体位,技师一般在头面部和胸腹部的操作多采用坐位,有时肩部操作也采用坐位;其他如颈项部、腰背部,以及下肢部时,大多采用站立位操作。

技师在操作过程中,要全神贯注,思想集中,不要左右观顾,心不在焉;要含胸舒背,收腹吸臀,做到意到、手到、气到、力到。身体根据手法操作的需要,随时相应变换,灵活转侧,保持施术过程中全身各部位的动作协调一致,这也是推拿技师的一项基本功。所以在平时训练时,特别是在人体手法操作训练中,要注意这方面的基本功锻炼。

四、养生推拿的介质

介质是在手法操作时先涂抹在治疗部位皮肤表面的一种物质。

(一)介质的作用

(1)保护患者的皮肤,起到润滑作用。

(2)便于手法操作,起到增强手法的作用。

(3)发挥与利用药物的作用,提高治疗的效果。

(二)介质的种类

(1)膏剂:用药物加适量赋形剂(如凡士林等)调制而成,如冬青膏、各种中药膏药等。

(2)油剂:由药物提炼而成,如按摩油、麻油、松节油、红花油、冬青油、万花油等。

(3)酊剂:将药物置于75％乙醇(酒精)或白酒中浸泡而成,并因药物的组成功效不同,产生不同的治疗作用,如正骨水、云香精、舒筋活络药水等。

(4)粉剂:把药物曝干、捣细、研末为粉,如滑石粉、爽身粉、松花粉等。

(5)水剂:清水或洗净的新鲜葱白,或薄荷,或生姜,捣碎取汁,如清水、葱汁、薄荷汁、姜汁等。

五、养生推拿的适应对象

养生推拿不但具有防病治病、保健养生和美容养颜的作用,而且对各脏腑的功能障碍和慢性炎症、各部位的软组织损伤都有较好的治疗效果。可以说,养生推拿的适宜人群是比较广泛的,可以不是病人,而是健康人群、亚健康人群;或者推拿的目的不是解除病痛、消除病因,而是以提高生活质量、身体素质为目的。具体概括为以下几个方面。

(一)一般常人

主要针对成人在日常生活中,因脑力劳动、体力劳动及运动量太大引起的过度疲劳,或针对由各种因素引起的周身不适,如头晕、头痛、肢体酸痛、颈项强痛、腰背疼痛等,而进行身心的休养、调整与恢复;在养生推拿手法的作用下,正常人体功能状态得到良性调节、阴阳平衡;对体质虚弱者,可提高脏腑功能,改善自身状况。

(二)妇女

主要针对女性而进行的养生推拿常见的有美容养生推拿、减肥养生推拿、健胸养生推拿等。

(三)儿童

主要针对小儿组织、脏腑功能低下,采用养生推拿手法,促进其消食、强体、益智;或增强其肢体灵巧性等。

(四)老年人

主要针对老年人脏腑组织功能的退化,采用养生推拿手法,以减缓衰老,促进机体代谢,提高代偿功能,增强抗病能力。

(五)运动员

主要针对运动员平时训练、调整状态、比赛前期、比赛间隙、比赛之后的不同状况,采用养生推拿手法,可有效调节运动员的心理状态和运动功能,从而达到提高运动成绩的目的。

六、养生推拿的禁忌对象

养生推拿虽具有经济简便、疗效显著、操作方便、防病健身的特点。但是必须指出,养生推拿既不是万能的,也不能包医百病,它与其他任何一种保健方法和治疗手段一样,都有局限性,在实际应用中也有一定的禁忌证。在进行推拿前,应将中医学的基本理论结合现代的医学知识,对推拿对象做出正确的判断。对于年老体弱、血压过高或患有严重心脑血管疾病等病人,则是养生推拿的禁忌对象。具体禁忌证如下。

(1)有皮肤病及皮肤溃疡、破损,影响推拿施术者,包括湿疹、癣、疱疹、溃疡性皮肤病、烫伤、烧伤等疾病,禁止在患处推拿。

(2)有感染疾病者,如骨髓炎、骨结核、化脓性关节炎、丹毒等病人。

(3)内外科危重病人,如严重心脏病、肝硬化腹水、肺结核、急腹症及各种恶性肿瘤患者。

(4)有开放性损伤者,如骨折,血管、神经吻合术后,清创缝合术后患者。

(5)有血液病及出血倾向者,如恶性贫血、血友病、血小板减少性紫癜,以及体内有金属固定物推拿易引起出血者。

(6)妇女妊娠期的腹部、腰骶部及肩井穴、合谷穴、三阴交穴、昆仑穴等不能进行推拿,女性月经期的腹部、腰骶部也不适宜做推拿。

(7)年老体弱、久病体虚、过饥过饱、极度疲劳、醉酒后神志不清等,以及发烧者、精神病患者。

(8)诊断不明的急性脊柱损伤或内脏损伤者,也不适宜推拿。

七、养生推拿的注意事项

养生推拿作为一种常用的保健方法,它的应用是通过手法的刺激作用而达到保健和治疗的功效。效果好与差、多与少都直接与手法的选择和手法的熟练程度、推拿部位及穴位选择的正确性,以及手法用力的大小有着密切的关系。为了使养生推拿顺利进行,取得应有的良好效果,防止不良反应的发生,必须注意以下几点。

（1）进行推拿时,要根据自己的实际情况和需要,选择适宜的操作方法,并按照规定的手法、经络穴位、要求依次进行操作。面积狭小的部位,可用手指指腹操作,面积较大的部位,可用大鱼际或手掌部进行操作。

（2）在应用操作手法时,应先轻后重,由浅入深,循序渐进,使体表有一个适应的过程。切勿使用暴力,以免损伤皮肤或筋骨。推拿者的态度要和蔼、庄重,精力要集中,不得在推拿时嬉笑;同时要保持双手清洁,勤剪指甲,讲究卫生,并且要保持手有一定的温度,使被推拿的部位轻松舒适和有温热感。其原理是手法的机械能转化为热能,这样能使被推拿的部位毛细血管扩张,血流增快,改善局部的营养状况。

（3）在推拿的操作过程中,应该让宾客全身肌肉放松,呼吸自然,宽衣松带。这样可使全身经脉疏通,气血流畅。在四肢、躯干、胸腹推拿时,最好直接在皮肤上进行或隔着薄的衣服(按摩巾),以提高推拿效果。

（4）养生推拿最好在空气流通,温度适宜的室内进行。每天睡前醒后,都是养生推拿的最佳时间。经过一天繁忙紧张的工作后,进行养生推拿,可以达到放松肌肉、舒筋活络、通行气血、消除疲劳、愉悦身心、保健养生的目的。

（5）若在推拿时遇到被推拿者突然出现头晕、恶心、面色苍白、出虚汗等表现时,应立即停止手法操作,先让其平卧、头部稍低。轻者静卧片刻,饮用温开水或糖水后,即可恢复。如果晕厥严重,可采取掐人中、拿肩井、拿合谷、掐十宣、按揉足三里等方法,促使其苏醒,或采取其他急救措施。

第四节　养生推拿人员的职业素养

一、养生推拿人员的职业道德

（一）职业道德的定义

道德是指在一定社会条件下,人们的行为应当遵循的原则和准则,是社会用以调整人与人之间以及个人与社会之间关系的行为准则和规范的总和。道德是依靠社会舆论,以及人们的内心信念等力量而起作用的。

职业道德就是从事一定职业的人,在工作或劳动过程中,所应遵循的与其特定的职业活动相适应的行为规范,是道德在职业生活中的具体体现。

（二）养生推拿人员的职业道德

养生推拿人员的职业道德是指推拿人员在从事养生推拿工作的过程中,应遵循的、与推拿职业相适应的行为规范。具体包括：

1. 养生推拿人员需学习业务知识和掌握业务技能　由于养生推拿是直接关系到人身健康的职业,因此养生推拿师掌握知识和技能的水平都直接影响到宾客的服务质量。不学无术、手法粗糙、不懂经穴的推拿人员不但不能为客人服务,有时还可能诱发危险。所以,作为一名合格的推拿人员,首先要学习并掌握一定的业务知识和技能,并在实践中不断提高。

2. 养生推拿人员应有优质服务的态度　推拿行业从属于服务行业,应特别注重服务态度。对顾客要友善、礼貌,要尊重他人,要热情、公平、诚恳,言而有信,尽职尽责。语言要诚恳,谈吐要高雅,举止要文明,注意仪容仪表,保持良好的形象。最大限度地保持自身及推拿场所工作环境的卫生,以使顾客感到舒适、安全。

3. 养生推拿人员应遵纪守法　养生推拿行业在整个服务行业中有它的特殊性,作为推拿人员和推拿场所的管理人员,一定要遵纪守法,尤其要坚决反对和抵制色情按摩。在推拿过程中要严肃认真,思想专一,不可漫不经心。此外,推拿人员还应遵守纪律,团结互助,积极配合同事、雇主或领导的工作。

二、养生推拿人员的岗位职责

(一)岗位职责的定义

岗位职责是指劳动岗位的职能与上岗职工所担负的责任。这里"职责"是职务和责任的意思,就是在这个岗位要做什么工作并对这项工作负什么样的责任。

(二)养生推拿技师岗位职责的内容

(1) 遵纪守法,持证上岗,按规定着装,讲究个人卫生。

(2) 遵守职业道德,熟悉服务场所的礼仪、礼节,礼貌待客,不卑不亢。

(3) 接待引导宾客,向宾客推介适合的服务项目,服务宾客要热情周到。

(4) 保持环境卫生,提前准备好操作所需物料,推拿床具用品等应及时清洁消毒。

(5) 为宾客提供养生推拿技术服务,严格遵守操作规程,认真检查宾客的身体条件,使用推拿手法要因人而异。

(6) 使用器具进行推拿时,严格遵守安全操作程序。认真检查电源、电线及电气设备,严防触电事故的发生。

(7) 推拿结束后,要虚心征求宾客意见。提醒宾客不要将首饰等贵重物品遗忘在推拿场所。

(8) 宾客对服务质量不满意或因其他因素与技师发生纠纷时,技师要态度诚恳,耐心倾听,虚心接受意见或建议。对存在的问题,应向宾客赔礼道歉,不得与宾客发生争吵,并及时将纠纷处理的情况如实向上级领导汇报。

(9) 应区分养生推拿与医疗推拿的界限,技师应在其服务范围内进行规范操作。

(10) 认真学习专业知识技能,不断钻研与提高服务水平,服从行业主管部门的管理,接受群众的监督。

(11) 每日对安全、消防设施进行检查,做好记录,预防盗窃和火灾等事故的发生。

(12) 当推拿场所遭受干扰和破坏时,技师要敢于提示制止,情况严重紧急时应立即报警处理。

三、养生推拿人员的服务程序和规范要求

养生推拿服务程序是人们在社会实践中总结出来的接待宾客的程序、方法和规范。当然,服务程序灵活性较大,在具体执行中常常因人、因事而异。但推拿行业的服务特点与服务方式往往有很多共性,要根据这些服务共性及宾客的要求考虑具体服务中的程序,安排推拿的具体步骤。

养生推拿服务程序包括推拿前的准备、迎宾、推拿服务、推拿后服务等 4 个环节,每个环

节都是互相联系的,哪个环节出了问题,都会影响整个服务工作的质量。

（一）做好推拿前的准备工作

推拿人员要做好个人卫生工作,穿好工作服,不得戴手表及首饰。在胸前佩戴胸卡,胸卡上标明推拿人员的姓名、号码。

（二）做好迎宾工作

宾客进入推拿场所后,推拿人员应站在客人对面,首先表示欢迎光临,询问宾客的要求。然后,走在客人前面,引导宾客到指定区域的推拿床前。

（三）做好推拿服务工作

推拿人员应指导宾客摆正体位,有礼貌地在宾客身上铺好按摩巾。然后,推拿人员根据宾客的实际情况和要求进行推拿,用文明语言引导宾客加项目或加钟点。年纪大的宾客,要询问身体健康状况,根据诊断情况,适当地解除宾客的痛处。对宾客反映推拿过程中存在的问题,推拿人员必须认真聆听,耐心地解答宾客提出的问题。

（四）做好推拿后的服务工作

推拿人员要注意做好宾客身体的保暖工作,询问宾客是否需要休息一下,然后要把按摩巾叠好,推拿枕放好。对宾客要求现场结账,一般不欠账。推拿场所结账方式可有现金结账、微信、支付宝扫码结账,信用卡结账,会员卡结账等。但在宾馆中,住店宾客可签单,离店时在收银总台一次付清。现金结账时,要注意当天不同货币兑换比率,做到准确无误;信用卡结账时,应仔细识别真伪与使用期限。当宾客离开推拿场所时,要以文明的语言告别,欢迎宾客再次光临。推拿场所当天营业完毕以后,要做好地面、推拿床、营业台等清洁卫生工作,清点饮料,核对账目,总结每天营业情况,并且要准备下次营业物品。

四、养生推拿人员的个人及环境卫生

清洁卫生是养生推拿行业的基本要求,养生推拿技师必须有较强的卫生观念和习惯,遵守一切卫生制度。推拿场所是一个人口相对密集的公共场所,不同宾客的进进出出,按摩膏、按摩巾,以及其他推拿器具与宾客的身体亲密接触,再加上技师双手直接作用于宾客身体的各个部位等,这一切都对推拿场所的卫生提出了严格的要求。如果推拿场所卫生管理不严谨,就会给宾客的健康带来危害,甚至可能交叉感染,引发多种传染病。作为养生推拿人员,必须重视个人卫生及推拿场所的卫生与消毒工作。

（一）个人卫生

讲究个人卫生,通俗来说就是指在日常生活中吃干净的食物,饮干净的水,穿干净的衣物,用卫生的器具,身处干净的场所,以及必要的卫生防护。讲究个人卫生,首先要养成良好的卫生习惯,减少与病原菌接触的机会;做到勤洗手、勤洗澡、勤剪指甲、勤换衣、勤剪发、勤晒被褥、勤开门窗换气、勤锻炼身体,保持充足睡眠,规律作息,讲究饮食卫生,注重心理卫生,保持良好的人际关系,保持积极向上而又乐观豁达的心境。

（二）消毒的概念

消毒是指用物理、化学或生物的方法清除或杀灭环境中的致病微生物,达到无害化。从消毒的定义可以看出:第一,消毒是针对致病微生物而言的,并不要求清除或杀灭所有的微生物。第二,消毒的目的只是要求达到无害化,即只要求将致病微生物的数量减少到无害的程度,而不要求把所有致病微生物全部清除和杀灭。因此,消毒只是个相对概念,而不是绝对概念。

（三）消毒方法

1. **物理消毒法** 用物理因素清除或杀灭病原微生物，称为物理消毒法。常用的物理消毒法有以下 5 种。

（1）自然净化：污染于大气、地面、物体表面和地面水体的病原微生物，不经人工消毒亦可以逐步达到无害化，这是靠大自然的净化作用，如日晒、雨淋、风吹、干燥、温度、湿度、空气中杀菌性化合物、水的稀释作用等。自然净化不属于人工消毒，但在工作中是可以利用的，如推拿房的自然通风。

（2）机械除菌：利用机械的方法从物体表面、水、空气、人畜体表除掉有害微生物。这虽然不能将病原微生物杀灭，但可以显著减少其数量，降低受感染的机会。常用的方法有冲洗、刷、擦、削、铲除和过滤，以上这些都是日常消毒，具有简便、实用、廉价的优点。

（3）热力消毒与灭菌：可分为湿热和干热两种。湿热，包括煮沸、流通蒸汽、高压蒸汽等；干热，包括干烤（电热、红外线烤箱）和焚烧等。

（4）辐射消毒与灭菌：包括紫外线和电离辐射灭菌。

（5）微波消毒与灭菌：微波可杀灭各种微生物，可用于推拿用品的灭菌。

2. **化学消毒法** 使用化学消毒剂进行消毒，称为化学消毒法。化学消毒法是目前用得最广泛也是最有效的消毒方法，主要依靠各种化学药物来杀灭微生物。目前化学消毒剂发展得很快，种类繁多。化学消毒剂根据作用水平可分为高效、中效和低效消毒剂三大类，每大类里又有相当品种的各类消毒化学药物，宜根据不同的消毒目的选用不同的化学消毒剂。以下将介绍 4 种推拿场所常用的消毒剂。

（1）戊二醛：是醛类消毒剂中最优良的消毒剂，具有广谱、高效、快速、刺激性小、腐蚀性小、低毒性和水溶液稳定等优点。

医疗手术器械、金属物品、耐湿忌热的精密仪器、体温表、塑料制品等物品用 2% 戊二醛溶液（碱性，强化酸性与中性均可，下同）浸泡 15～30 分钟后用无菌水冲洗擦干即可使用；门、窗、桌椅、墙、家具、地面等物体表面可用 2% 的戊二醛溶液擦拭消毒；餐具、茶具等饮食用品的消毒可用 2% 戊二醛溶液浸泡 5～10 分钟后用净水冲洗干净后使用（由于戊二醛对人体有一定的毒性，因而浸泡后一定要用净水冲洗后方可使用）。

（2）臭氧：又称三子氧，有特臭，为强氧化剂，极不稳定，不能储存，消毒时现用现生产。臭氧为广谱、高效杀菌剂，可杀灭包括细菌繁殖体和芽孢、病毒、真菌在内的多种微生物，并能有效杀灭寄生虫，如有效破坏肉毒杆菌毒素。

臭氧可用于饮用水、污水及饮料的净化消毒；可用于密闭箱内（臭氧消毒箱）的饮食用具、推拿工具、衣物、钱币与纸张的消毒；可用于水果、蔬菜、蛋类、肉食类的防腐保存等。臭氧还可用于物品表面消毒和空气消毒，但因为对人体危害极大，故空气消毒等都必须在无人的状态下进行。

（3）乙醇：俗称酒精，系无色透明液体。乙醇是一种很好的消毒剂，它能迅速杀灭各种细菌繁殖体与结核杆菌，也可灭活肝炎病毒，但注意乙醇消毒必须用水，无水的乙醇无消毒作用，消毒所用的乙醇浓度一般为 60%～80%（V/V）。

乙醇可用于皮肤消毒、体温表消毒、物体表面消毒，以及肺结核的痰液消毒。乙醇与其他消毒剂如戊二醛等混合使用有增效与协同作用。乙醇在保存时应放置于有盖容器内，以免挥发影响消毒效果。

(4) 84 消毒液:是一种广泛应用于杀灭细菌和病毒、预防疾病并抑制传播的产品。由于其消毒效果理想、价格低廉、使用方便,具有广谱、高效的杀菌特点而深受大家的欢迎。

84 消毒液是一种以次氯酸钠为主的高效消毒剂,主要成分为次氯酸钠。一般市场销售的 84 消毒液有效氯含量≥5%(各厂家产品略有不同,以产品包装或说明为准),相当于 50 000 mg/L,使用时需稀释配置成 200 mg/L、500 mg/L、1 000 mg/L 的浓度,如果不按比例稀释会有一定的腐蚀性。其使用场所从最开始的医院迅速扩展到学校、幼儿园、宾馆、写字楼、车站等公共场所和居民家庭。其消毒对象也从手术器械、温度计扩展到餐具、桌椅、台面、地面、毛巾、马桶等,能快速灭杀甲、乙型肝炎病毒、艾滋病毒、脊髓灰质炎病毒和细菌芽孢等各类致病菌。84 消毒液不具有挥发性,对肝炎等病毒可通过浸泡起效,但对空中飘浮的病菌没有作用。

第五节　养生推拿的常用手法

一、㨰法

(一)操作方法

以第五掌指关节背侧吸附于体表施术部位,通过腕关节的屈伸运动和前臂的旋转运动,使小鱼际与手背在施术部位上持续不断地滚动,如图 3-1 所示。此外,常用的还有拳㨰法,即拇指自然伸直,余指半握空拳,利用示指、中指、无名指和小指的第一节指背进行㨰法操作,如图 3-2 所示。该方法适用于颈项部、肩背部、腰臀部,以及四肢等肌肉较丰厚的部位。

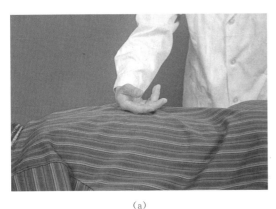 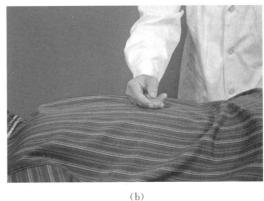

(a)　　　　　　　　　　　　　(b)

图 3-1　㨰法

(二)动作要求

(1) 五指微屈,使手背呈半球面状。

(2) 㨰动时掌背尺侧部要紧贴体表,避免拖动摩擦和有跳动感。

(3) 㨰三回一。㨰法对体表产生轻重交替的刺激,前㨰和回㨰时着力轻重比例是 3∶1。

(4) 操作时压力、频率、摆动幅度要均匀,动作要灵活协调,㨰动频率为 120~160 次/分钟。

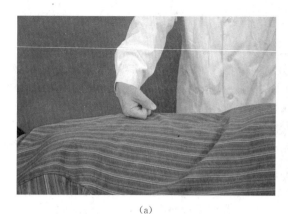 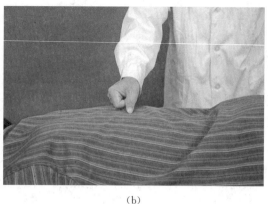

（a）　　　　　　　　　　　　（b）

图3－2　拳擦法

（三）手法作用

具有舒筋通络、行气活血、滑利关节、解痉止痛等作用,主要具有头痛、头晕、失眠、颈椎病、肩周炎、腰腿痛、软组织损伤等病症的养生推拿保健作用。

二、揉法

（一）操作方法

以手指指腹、大鱼际、掌面吸定于一定部位或穴位,带动皮下组织做有节律的回旋揉动的手法。根据施术者施术部位的不同,可分为指揉法、大鱼际揉法、掌揉法等。

1. 指揉法　　以拇指指腹进行旋转揉动,称为拇指揉法,如图3－3所示;以示、中、无名指指腹进行旋转揉动,称为三指揉法,如图3－4所示,拇指揉法多用于全身各穴位。

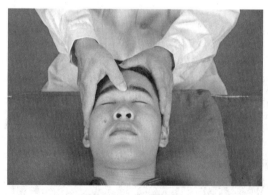 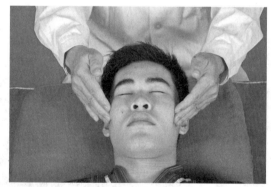

图3－3　拇指揉法　　　　　　　　图3－4　三指揉法

2. 大鱼际揉法　　五指自然放松,大鱼际吸定于受术部位,腕关节放松,通过前臂旋转摆动,使大鱼际在受术部位揉动,并带动该处的皮下组织一起揉动,如图3－5所示,本法多用于头面部。

3. 掌揉法　　以掌面或掌根吸定于受术部位,腕关节放松,通过前臂旋转摆动,使掌面或掌根在受术部位揉动,并带动该处的皮下组织一起揉动,可单掌或双手叠掌进行揉动,如图3－6所示,本法多用于背腰部、腹部及下肢部。

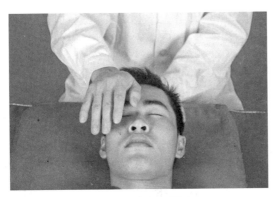

图 3-5　大鱼际揉法

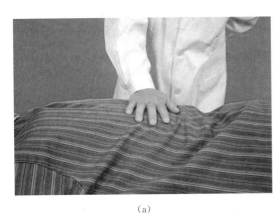

（a）

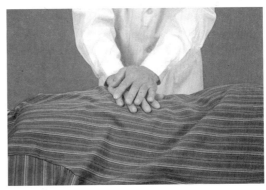

（b）

图 3-6　掌揉法（单掌揉法和叠掌揉法）

（二）动作要求

（1）操作揉法时，指面、掌面要吸定受术部位，带动受术部位皮下组织一起揉动。

（2）用力轻柔、和缓，由轻到重再逐渐减轻。

（3）揉法动作要灵活，要有节律性，频率以 120～160 次/分钟为宜。

（三）手法作用

具有调和气血、安神醒脑、活血祛瘀、缓急止痛、宽胸理气、健脾和胃、消食导滞等作用，主要具有头痛、头晕、失眠、腰腿痛、便秘、泄泻、胸闷胁痛、软组织损伤等病症的养生推拿保健作用。

三、推法

（一）操作方法

以手指、手掌、拳或肘部按压在受术部位上，做单方向的直线或弧形推动，称为推法。常用的有拇指推法、掌推法、拳推法、肘推法和分推法等。

1. **拇指推法**　拇指伸直并与 4 指分开，拇指指腹着力于受术部位，其他 4 指置于前外方以助力，拇指向其示指方向做单方向直线推动，如图 3-7 所示，本法多用于头面部及上肢部。

2. **掌推法**　术者以全掌、掌根部着力于受术部位上,肘关节伸直,以肩关节为支点,上臂主动施力,向前做单方向直线推动,如图3-8所示,本法多用于背腰部及四肢部。

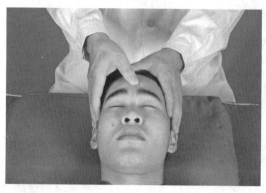

图3-7　拇指推法

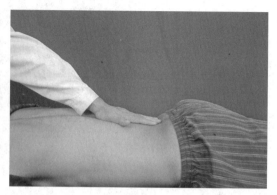

图3-8　掌推法

3. **拳推法**　术者手握实拳,用示指、中指、无名指及小指4指的近侧指间关节的突起部着力于受术部位,上臂主动施力,向前做单方向直线推动,如图3-9所示,本法多用于背腰部及四肢部。

4. **肘推法**　术者屈肘握拳,用肘关节尺骨鹰嘴突起部着力于受术部位;另一手掌部扶握屈肘侧拳顶以固定助力,以肩关节为支点,上臂主动施力,做缓慢单方向直线推动,如图3-10所示,本法多用于背、腰部脊柱两侧。

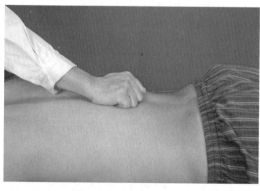

图3-9　拳推法

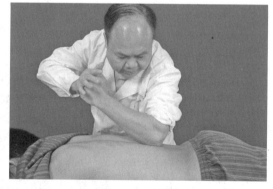

图3-10　肘推法

5. **分推法**　术者以两手拇指指腹或两手掌分别按于受术部位,同时由内向外分推,如图3-11和图3-12所示,本法多用于前额、手部、腹部及肩背部。

（二）动作要求

（1）推法一定要紧贴体表。

（2）推进的速度宜缓慢均匀,力量要平稳适中。

（3）单方向直线推进。

（4）拳推法、肘推法宜顺肌肉纤维走行方向推进。

（5）拇指推法的距离宜短,属推法特例。其他类型的推法则推动的距离宜长。

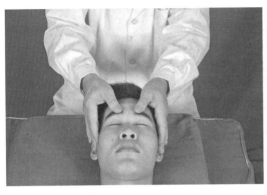
（a）

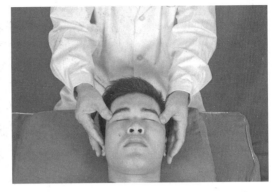
（b）

图 3-11　指分推法（前额）

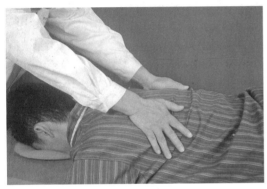

图 3-12　掌分推法（背部）

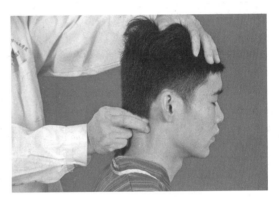

图 3-13　三指拿法（拿风池）

（三）手法作用

具有疏经通络、行气活血、消肿止痛、舒筋缓急、调和营卫、宽胸理气等作用,还有提高肌肉的兴奋性,促进血液循环,解除疲劳的作用。主要具有头痛、头晕、失眠、腰腿痛、风湿痹痛、脘腹胀满、胸胁胀痛、软组织损伤等病症的养生推拿保健作用。

四、拿法

（一）操作方法

用拇指和其余手指指腹相对用力,有节律性地提捏或揉捏肌肤,反复操作。用拇指和示指、中指指腹为着力部的称三指拿法,如图 3-13 所示;用拇指与其余四指指腹为着力部的称五指拿法,如图 3-14 所示,适用于颈项、肩部、四肢及头部。

（二）动作要求

（1）用拇指和其余手指的指腹着力,不能用指端着力内抠。

（2）捏提中宜含有揉动之力,拿法实为复合手法,含有捏、提、揉 3 种手法。

（3）腕部要放松,使动作柔和灵活,连绵不断,且富有节奏感。

（4）用力要由轻渐重,不可突然用力。

（三）手法作用

具有通经活络、行气活血、祛风散寒等作用,主要具有颈椎病、肩周炎、头痛恶寒、头晕、

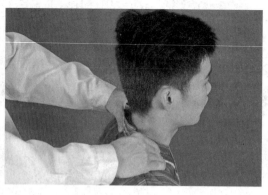

(a)

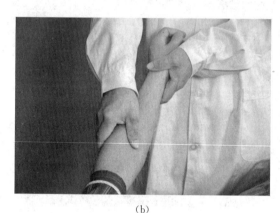

(b)

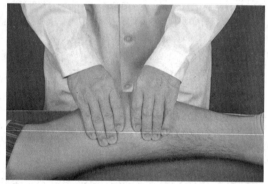

(c)

图 3-14　五指拿法（肩部、上肢部、下肢部）

四肢酸痛、软组织损伤等病症的养生推拿保健作用。

五、按法

（一）操作方法

以手指或掌按压体表，垂直逐渐用力，按而留之，常用的有拇指按法、掌按法和肘按法。

1. 拇指按法　术者拇指伸直，其余 4 指张开，以拇指指腹逐渐垂直用力按压体表一定部位，当按压力达到所需的力度后，要稍停片刻，即所谓的"按而留之"，然后松劲撤力，再做重复按压，使按压动作既平稳又有节奏性，如图 3-15 所示，本法多适用于全身各部位，尤以经络、穴位常用。

2. 掌按法　术者单手或双手掌面置于受术部位。以肩关节为支点，利用身体上半部的重量，通过上臂、前臂至手掌部，垂直向下按压，用力原则同拇指按法，如图 3-16 所示，本法主要用于背腰部及下肢部。

3. 肘按法　术者屈肘、握拳，以肘关节尺骨鹰嘴突起部着力于受术部位。以肩关节为支点，利用身体上半部的重量，垂直用力，持续按压，形成较强刺激，也叫肘压法，如图 3-17 所示，主要用于腰臀部、下肢后侧，以及背部等肌肉发达厚实的部位。

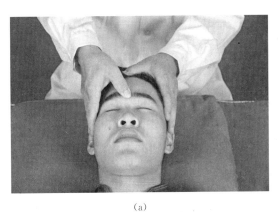
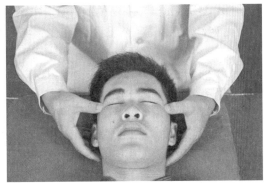

（a）　　　　　　　　　　　　　　　　　（b）

图 3-15　拇指按法

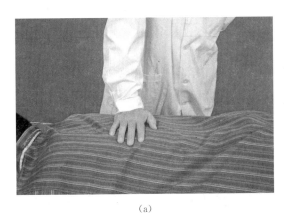
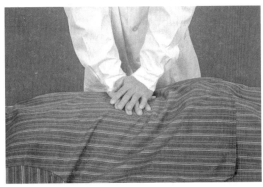

（a）　　　　　　　　　　　　　　　　　（b）

图 3-16　掌按法（单掌按法、叠掌按法）

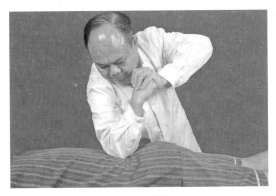

图 3-17　肘按法

（二）动作要求

（1）按压部位要准确，着力部紧贴体表。拇指按法接触面积小，刺激性较强，常在按后施以揉法，有"按一揉三"之说。

051

（2）避免突施暴力，以免造成损伤。不论指按法、掌按法还是肘按法，其用力原则均是由轻而重，按压到一定深度后，需在受术部位停留一定的时间，结束时由重而轻。

（3）按压的用力方向多为垂直向下或与受力面相垂直。

（4）肘按法应以肩关节为支点，操作时可以巧用身体上半部的重量，使操作者不易疲劳。按压的力量，以受术者能忍受为度。对年老体弱及骨质疏松者慎用肘按法。

（三）手法作用

具有活血止痛、疏经通络、调节脏腑、开通闭塞、解痉散结、理筋整复等作用，主要用于头痛、腰背痛、四肢疼痛等各种痛，以及软组织损伤等病症的养生推拿保健。

六、摩法

（一）操作方法

以手指或手掌在受术部位皮肤上做环形或直线往返摩动，分为指摩法和掌摩法。

1. 指摩法　术者示指、中指、无名指与小指并拢，指掌自然伸直，腕关节略屈，以四指面附着于受术部位皮肤上，做环形或直线往返摩动，如图3-18所示，本法适用于全身各部位，尤以腹部、头面部应用较多。

2. 掌摩法　术者手掌自然伸直，腕关节略背伸，以掌面贴附于受术部位，通过肩、肘、腕的协调动作，使掌面在受术部位做持续、连贯、有节奏的环形或直线往返摩动，如图3-19所示，本法适用于全身各部位，尤以腹部应用较多。

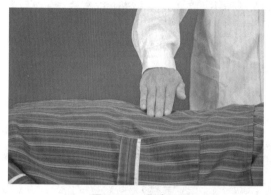
图3-18　指摩法

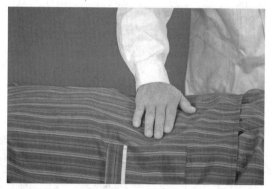
图3-19　掌摩法

（二）动作要求

（1）指摩法时腕关节要保持一定的紧张度，掌摩法时则腕部要放松。

（2）摩动时速度、压力要均匀，动作缓和协调。一般指摩法宜轻快，掌摩法宜稍重缓。

（3）要根据病情的虚实来决定手法的摩动方向。就环摩而言，有"顺摩为补，逆摩为泻""缓摩为补，急摩为泻"之说。

（三）手法作用

具有疏通经络、行气活血、消肿止痛、舒筋缓急、宽胸理气、健脾和胃等作用，主要具有脘腹胀满、消化不良、便秘、泄泻、头痛、失眠、月经不调、胸胁胀痛、软组织损伤等病症的养生推拿保健作用。

七、擦法

（一）操作方法

以手掌面或大鱼际、小鱼际贴附于受术部位，做快速的直线往返运动，使之摩擦生热。可分为掌擦法、大鱼际擦法、小鱼际擦法。

1. 掌擦法　平掌，全掌面紧贴于受术部位，以肩关节为支点，上臂主动运动，通过肘部屈伸动作，使全掌面在受术部位做快速的直线往返滑动摩擦，并产生一定的热量，如图 3‐20 所示，本法多用于肩背、腰骶部及胸腹部。

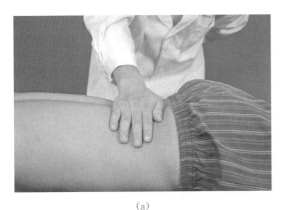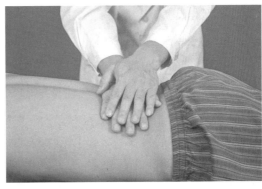

（a）　　　　　　　　　　　　　　　　　（b）

图 3‐20　掌擦法（单掌擦法、叠掌擦法）

2. 大鱼际擦法　4 指并拢，以大鱼际紧贴于受术部位，以肩关节为支点，上臂主动运动，通过肘部屈伸动作，使全掌面在受术部位做快速的直线往返滑动摩擦，并产生一定的热量，如图 3‐21 所示，本法多用于四肢部，尤以上肢部为常用。

3. 小鱼际擦法　5 指并拢，以小鱼际紧贴于受术部位，以肩关节为支点，上臂主动运动，通过肘部屈伸动作，使全掌面在受术部位做快速的直线往返滑动摩擦，并产生一定的热量，如图 3‐22 所示，本法多用于肩背、脊柱两侧及腰骶部。

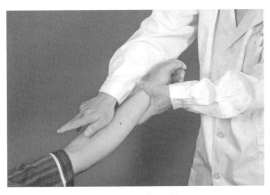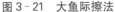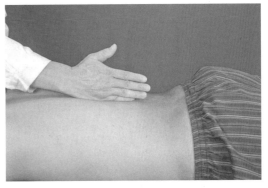

图 3‐21　大鱼际擦法　　　　　　　　图 3‐22　小鱼际擦法

（二）动作要求

（1）动作要稳，往返摩擦路线要直，每次摩擦的路线要重叠，才能有较好的产热效果。

（2）擦时往返距离要尽量拉长，操作连续不断。

（3）着力部位要紧贴体表，压力要均匀适中，擦法产生的热量应以透热为度。

（4）受术部位应裸露，并涂少许润滑剂，以保护皮肤和促进热量深透。

（5）擦法运用过后，皮肤潮红，不宜再在受术部位施用其他手法，以免损伤皮肤。

（三）手法作用

具有温经通络、祛风散寒、行气活血、消肿止痛、健脾和胃、疏肝理气、温补肾阳等作用，主要具有脘腹胀满、消化不良、便秘、泄泻、阳痿、月经不调、胸胁胀痛、颈椎病、肩周炎、腰腿痛，以及软组织损伤等病症的养生推拿保健作用。

八、搓法

（一）操作方法

以双手掌面相对地夹住受术者肢体，相对用力，做交替快速搓动，如图 3-23 所示。主要适用于四肢和胸胁部，尤以上肢部应用较多，一般作为辅助性结束手法。

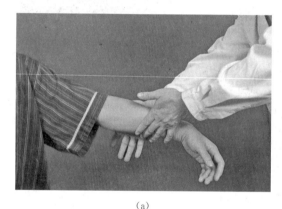
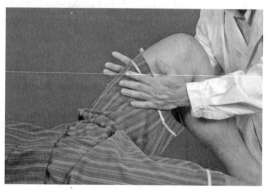

（a）　　　　　　　　　　　　（b）

图 3-23　搓法（搓上肢法、搓下肢法）

（二）动作要求

（1）操作时动作要协调、连贯。搓法动作中含有擦、揉、摩等多种运动成分，搓动时掌面在施术部位体表有小幅度位移，受术者有较强的疏松感。

（2）夹住部位松、紧要适宜，双手用力要对称，搓动时轻快、柔和、均匀、连续。

（3）搓动宜快，移动宜慢，即"快搓慢移"。

（三）手法作用

具有疏松肌筋、调和气血、解痉止痛、疏肝理气等作用，主要具有肢体酸痛、关节活动不利及胸胁进伤等病症的养生推拿保健作用。

九、拨法

（一）操作方法

以拇指深按于治疗部位，进行单向或往返横向拨动的手法。用拇指适当用力下压至一定深度，待有酸胀感时，再做与肌纤维或肌腱、韧带、经络成垂直方向的单向或来回拨动；若单手指力不足时，亦可双手拇指重叠进行操作，主要用于颈项部、四肢部、肩背部、腰臀部，如

图 3‑24 所示。

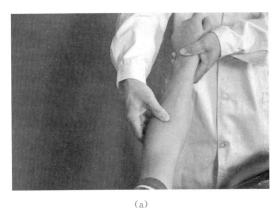
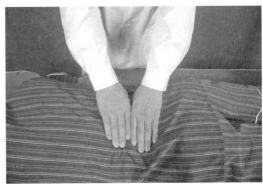

（a）　　　　　　　　　　　　　　（b）

图 3‑24　拨法（上指拨法、腰部拨法）

（二）动作要求

（1）用力要由轻而重，实而不浮，按压力与拨动力方向要相互垂直。

（2）拨动时拇指不能在皮肤表面有摩擦移动，应带动肌纤维或肌腱、韧带一起拨动。

（三）手法作用

具有舒筋通络、行气活血、解痉止痛、松解粘连等作用，主要具有头痛、颈椎病、肩周炎、腰背痛、四肢疼痛等各种痛症的养生推拿保健作用。

十、点法

（一）操作方法

以指端或屈曲的指间关节突起部向受术部位持续用力进行点压，称为点法。

1. 拇指点法　手握空拳，拇指伸直并紧靠于示指中节，用拇指端点着力于施术部位或穴位上，前臂与拇指主动发力，持续进行点压，形成较强的压力刺激，如图 3‑25 所示，适用于全身各部穴位。

2. 屈示指点法　屈曲示指，与其他手指相握，用示指第一指间关节突起部着力于施术部位或穴位上，前臂与示指主动发力，持续进行点压，形成较强的压力刺激，如图 3‑26 所示，主要用于足底按摩及四肢关节缝隙处。

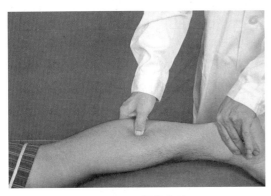
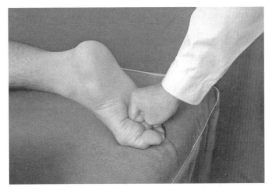

图 3‑25　拇指点法　　　　　　　　图 3‑26　屈示指点法

（二）动作要求

（1）取穴宜准，用力宜稳。准确取穴后，要由轻而重，平稳持续地施力，使刺激充分达到机体组织深部，要有"得气"的感觉，以能忍受为度。点法结束时要逐渐减力，总的施力过程为轻→重→轻。

（2）点后宜用揉法，以避免气血积聚及点法所施部位，或穴位的局部软组织损伤。

（3）对年老体弱、久病虚衰及骨质疏松者慎用点法。

（三）手法作用

具有着力点小，力量集中，刺激性强的特点，主要适用于穴位，尤其适合于需要强刺激才能达到治疗效果的穴位及关节周围，故有"以指代针"之称。具有解痉止痛、开通闭塞、通经活络、镇静安神、补泻经气、调整脏腑功能等作用，主要具有各种痛症的养生推拿保健作用。

十一、叩法

（一）操作方法

以手指的小指侧或空拳的底部击打体表一定部位，叩法的刺激程度较击法为轻，有"轻击为叩"之说。手握空拳，腕关节放松，前臂主动运动，用拳的小鱼际部和小指部节律性叩击施术部位，如图 3 - 27 所示，常用于肩背、腰臀部及四肢部。

（二）动作要求

（1）动作轻快而富有节奏感，用力适中，收发自如，叩击时要有反弹感。

（2）一般要两手同时操作，左右交替，如击鼓状。手法熟练者，可发出有节奏的"空空"声响。

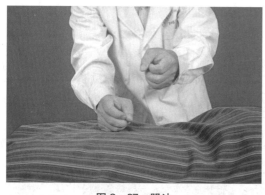

图 3 - 27　叩法

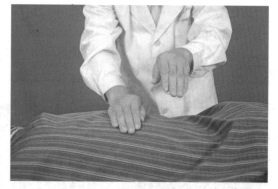

图 3 - 28　拍法

（三）手法作用

具有舒筋通络、行气活血、消除疲劳等作用，主要具有颈椎病、肩周炎、腰部劳损、腰腿痛、风湿痹痛、倦怠疲劳等各种病症的养生推拿保健作用。

十二、拍法

（一）操作方法

以虚掌拍打受术部位，称拍法。5 指并拢，掌指、指间关节微屈，形成虚掌。腕关节放松,前臂主动运动,上下挥臂平稳而有节奏地用虚掌拍打受术部位,如图 3－28 所示,适用于肩背、腰臀部及四肢部。

（二）动作要求

（1）操作时动作要平稳,拍打时全掌、指边缘同时接触受术部位,使掌内空气压缩形成较清脆的“啪、啪”声响。

（2）腕关节要放松,上下挥臂,拍打后迅速弹起,不要在拍打部位停留,用力宜先轻后重。

（3）两手操作时,应有节奏地交替拍打。

（三）手法作用

具有消除疲劳、解痉止痛、活血通络等作用。主要具有肩周炎、腰部劳损、腰腿痛、风湿痹痛、倦怠疲劳等各种病症的养生推拿保健作用。

十三、抖法

（一）操作方法

单手或双手握住受术者肢体远端,做小幅度的上下连续抖动。适用于四肢及腰部。

1. 抖上肢法　受术者取坐位,上肢放松。术者站在其前外侧,取马步势,身体略为前倾,两拇指在上,双手握住受术者手腕部,并向外上轻拉,使受术者上肢外展在 60°左右,然后两臂用力做连续的小幅度的快速上下抖动,使抖动波自腕向肩部传导,如图 3－29 所示。

2. 抖下肢法　受术者取仰卧位,下肢自然放松。术者立于其足端侧,准备姿势同抖上肢法,双手分别握住受术者的踝部,使下肢抬高 30°左右,然后两臂用力做连续的小幅度的快速上下抖动,使抖动波自踝部向髋部传导,如图 3－30 所示。

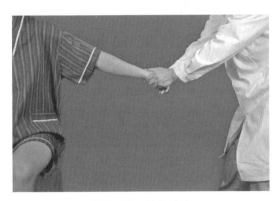

图 3－29　抖上肢法

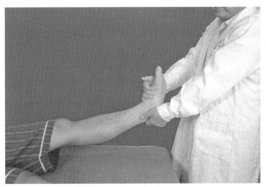

图 3－30　抖下肢法

（二）动作要求

（1）操作者不要屏气,被抖动的肢体要自然放松。

（2）抖动的幅度要小,频率要快。注意牵拉与上下抖动力量之间的关系,一般抖动的力量大于牵拉的力量。

（3）受术者肩、肘、腕有习惯性脱位者禁用此法。

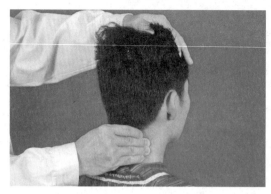

图 3-31 捏法

（三）手法作用

具有调和气血，舒筋活络、滑利关节等作用。主要具有颈椎病、肩周炎、腰椎间盘突出症等颈、肩、腰、腿部疼痛性疾患的养生推拿保健作用。

十四、捏法

（一）操作方法

以拇指与其余手指在施术部位做对称性的挤压，随即放松，再用力挤压、放松，如此反复进行，并循序渐进，如图 3-31 所示。

（二）动作要领

（1）捏法操作时拇指与其余手指用力要对称，均匀柔和，动作连贯而有节奏性。

（2）尽量以拇指指腹接触受术部位，以增强柔和感。

（3）挤捏时沿肌纤维方向移动，一般由近端移至远端。

（三）手法作用

具有舒筋通络、行气活血等作用。主要具有疲劳性四肢酸痛、落枕、颈椎病、肩周炎等各种病症的养生推拿保健作用。

十五、捻法

（一）操作方法

以拇指与示指夹住受术部位搓揉捻动的手法。拇指螺纹面与示指桡侧缘或螺纹面相对捏住施术部位，拇指、示指主动运动，稍用力做对称性的快速搓揉动作，如捻线状，如图 3-32 所示，主要适用于手指（足趾）小关节。

（二）动作要求

（1）用力着实，但不能捏得太紧。

（2）动作要协调，要做到捻动、移动、转动 3 个动作同时进行而协调一致，3 个动作中，捻动要快，转动略慢，移动最慢。

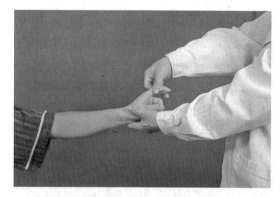

图 3-32 捻法

（三）手法作用

具有舒筋活络、消肿止痛、滑利关节等作用，主要具有指间关节扭伤、类风湿关节炎、屈指肌腱腱鞘炎等各种病症的养生推拿保健作用。

十六、摇法

（一）操作方法

使关节做被动的环转运动手法，适用于全身各关节部，下面重点介绍养生推拿常用摇法。

1. 颈项部摇法 受术者取坐位,颈项部放松。术者立于其背后,一手扶按其头顶后部;另一手托扶于下颌部,两手臂协调运动,相反方向用力,使头颈部按顺时针或逆时针方向进行环形摇转,可反复数次,如图3-33所示。

2. 托肘摇肩法 受术者取坐位,肩部放松。术者立于其侧方,两腿呈弓步,一手扶住受术者肩关节上部;另一手托住其肘部,使其前臂放在术者前臂上,做肩关节顺时针或逆时针方向的环转摇动,如图3-34所示。

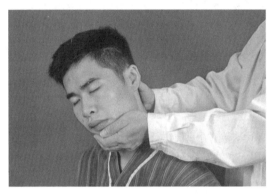

图3-33 颈项部摇法

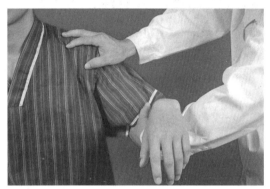

图3-34 肩关节摇法

3. 肘关节摇法 受术者取坐位,屈肘约45°,术者立其前,一手托住其肘后部;另一手握住腕部,两手协调用力,使肘关节做环转摇动,如图3-35所示。

4. 腕关节摇法 受术者取坐位,术者立其前,一手握住其腕部;另一手五指交叉握住其手掌,两手协调用力,使腕关节做环转摇动,如图3-36所示。

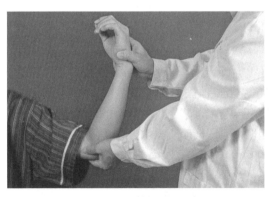

图3-35 肘关节摇法

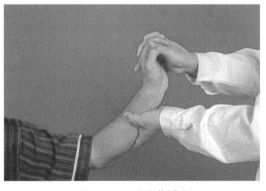

图3-36 腕关节摇法

5. 髋关节摇法 患者取仰卧位,一侧下肢屈髋屈膝。术者一手扶按其膝部;另一手握住其足踝部或足跟部,将髋、膝关节的屈曲角度均调整至90°左右,两手协调用力,使髋关节做环转摇动,如图3-37所示。

6. 踝关节摇法 受术者取仰卧位,下肢自然伸直。术者坐于其足端,用一手托握起足跟以固定;另一手握住足趾部,在稍用力拔伸的情况下做踝关节的环转摇动,如图3-38

所示。

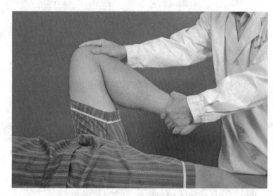
图 3-37　髋关节摇法

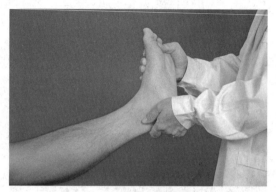
图 3-38　踝关节摇法

（二）动作要求

（1）摇转的幅度要在人体生理活动范围内进行，应由小到大，逐渐增加。

（2）摇转的速度宜慢，尤其是在开始操作时更宜缓慢，可随摇转次数的增加及受术者的逐渐适应稍微增快速度。

（3）摇动时施力要协调、稳定，除被摇的关节、肢体运动外，其他部位应尽量保持稳定。

（4）对习惯性关节脱位、椎动脉型颈椎病及颈部外伤、颈椎骨折等病症禁止使用患处关节摇法。

（三）手法作用

具有舒筋活血、松解粘连、滑利关节等作用，主要具有颈椎病、肩周炎、腰肌劳损、关节扭伤等各种软组织损伤性疾病，以及运动功能障碍等病症的养生推拿保健作用。

十七、拔伸法

（一）操作方法

固定关节或肢体的一端，牵拉另一端，应用对抗的力量使关节或半关节得到伸展的手法，适用于全身各关节部，下面重点介绍养生推拿常用拔伸法。

1. 颈椎掌托拔伸法　受术者取坐位，术者立于其后侧，以双手拇指分别顶按住其两侧枕骨下方风池穴处，两掌分别置于两侧下颌骨以托挟助力，两小臂置于其两侧肩井穴内侧。两手臂部协调用力，拇指上顶，双掌上托，同时前臂下压，缓慢地向上拔伸 1～2 分钟，如图 3-39 所示。

2. 肩关节对抗拔伸法　受术者取坐位，术者立于其侧方。以两手分别握住其腕部和前臂上段，于肩关节外展位逐渐用力牵拉。同时嘱受术者身体向另一侧倾斜，或请助手协助固定其身体上半部，与牵拉之力相对抗，持续拔伸 1～2 分钟，如图 3-40 所示。

3. 腕关节拔伸法　受术者取坐位，术者立于其侧方。术者一手握住受术者前臂中段；另一手握住其手掌部，两手对抗施力进行拔伸，如图 3-41 所示。

4. 指间关节拔伸法　术者以一手握住受术者腕部；另一手捏住患指末节，两手同时用力，做相反方向持续拔伸，如图 3-42 所示。

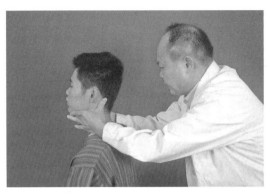

图 3-39　颈椎掌托拔伸法

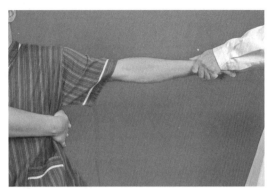

图 3-40　肩关节对抗拔伸法

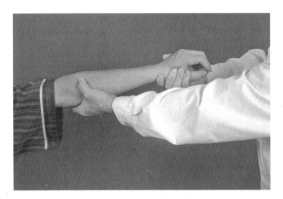

图 3-41　腕关节拔伸法

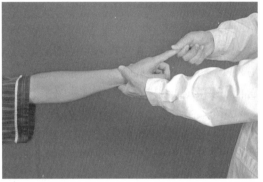

图 3-42　指间关节拔伸法

5. 腰部拔伸法　受术者取俯卧位,双手抓住床头。术者立于其足端侧,双手分别握住其两踝部,两手同时用力,向下逐渐用力持续牵引,如图 3-43 所示。

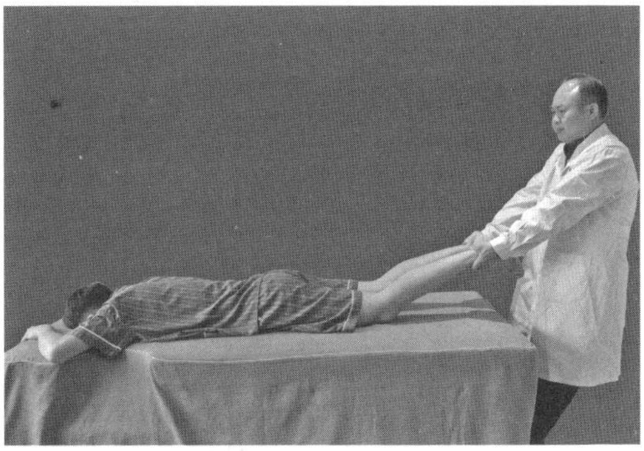

（二）动作要求

（1）拔伸动作要稳而缓,用力要均匀而持续,要掌握好拔伸的角度和方向。

（2）在拔伸的开始阶段,用力要由小到大,逐渐增加;当拔伸到一定程度后,则需要保持一个稳定的持续牵引力。

图 3-43　腰部拔伸法

（3）控制好拔伸的力量和方向,以受术者的关节生理活动范围或耐受程度而定。

（4）避免用突发性的暴力进行拔伸,以免造成牵拉损伤。

（三）手法作用

具有舒筋活血、滑利关节、松解粘连、理筋整复等作用,主要具有颈椎病、腰肌劳损、关节扭伤等各种软组织损伤和关节脱位等病症的养生推拿保健作用。

第 四 章　常用中医药康养人才适宜技术

本章彩图

第一节　全身的养生推拿

养生推拿是依据中医基础理论,用推拿手法进行养生保健的中医传统方法之一。养生推拿通过推、拿、按、摩等推拿手法作用于人体的穴位、经络和肌肉组织上,可疏通气血、平衡阴阳、调理脏腑、促进新陈代谢,从而达到强身健体、预防疾病,延缓衰老、健康长寿的目的。随着社会的不断进步,人们生活水平的日益提高和对美好生活的向往,养生推拿越来越受到人们的重视,并进入人们的日常生活。

养生推拿与推拿疗法的关系是十分密切的。推拿疗法适用于疾病的治疗与预防,但主要侧重于疾病治疗方面;养生推拿适用于保健养生和疾病预防、康复,但主要侧重于保健养生。一般的推拿手法都可适用于养生推拿。

我国养生推拿历史悠久,积累了大量宝贵的经验,经过长期的发展和完善,养生推拿已成为一个相对独立的体系,是中医推拿学重要组成部分。养生推拿手法很多,本套全身养生推拿手法是根据编者教学心得,结合中国传统的推拿手法编辑而成。

全身养生推拿的顺序为:仰卧位,头面部→上肢部→胸腹部→下肢部前、内、外侧;转俯卧位,颈肩部→背腰部→下肢部后侧。在全身养生推拿中,还可根据宾客的身体状况和要求选择局部养生推拿。对某部位做重点推拿,还可使头痛、颈肩酸痛、腰腿痛、周身乏力等症状得到缓解和消除。

一般全身养生推拿是 90 分钟,局部养生推拿是 30 分钟。现将各部养生推拿手法介绍如下。

一、头面部养生推拿的操作

头为"诸阳之会""神明之府"。头面部养生推拿能疏通六阳之气,使百脉调和、髓海充养、精神调治,从而起到安神醒脑、放松精神、缓解疲劳、改善睡眠、增强记忆力,加强面部皮肤、肌肉、关节的功能,促进头面部气血循环及新陈代谢作用,同时能预防神经衰弱、头痛、失眠、头晕、感冒、高血压、脑动脉硬化等疾病。推拿时手法要柔和、轻巧,不宜过重。推拿时间为 15 分钟左右。

（一）指摩面部

1. 操作方法　宾客仰卧位。推拿前,养生推拿师先以湿巾均匀擦拭宾客面部。然后把按摩乳(膏)分别涂抹在宾客额部、双颧部及下颌部,接着双手以指摩法轻摩面部 5～10 次,如图 4 - 1 所示。

2. 动作要领　该手法以轻柔为主,以局部有温热感为度。擦拭面部能清洁皮肤,涂抹按摩乳(膏)能保护皮肤,同时提示宾客推拿开始。

（二）按揉印堂穴

1. 操作方法　养生推拿师以拇指或中指指腹在印堂穴处,按揉 10～20 次,如图 4 - 2 所示。

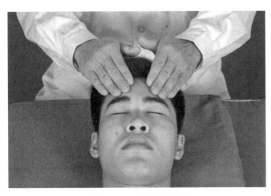

图 4‑1　指摩面部

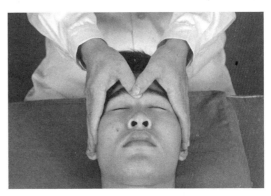

图 4‑2　按揉印堂穴

2. 动作要领　按揉印堂穴时力量不宜太大,按一揉三,揉动幅度不宜过大,可边按边加力,同时询问顾客感受,以局部有酸胀感为度,并由此判断宾客受力的大小。

（三）推抹印堂至神庭

1. 操作方法　养生推拿师以两手拇指指腹按在印堂穴处,两拇指交替从印堂向上直推到前发际的神庭穴止,反复推抹 10～20 次,如图 4 - 3 所示。

2. 动作要领　两拇指指腹用力要均匀一致,和缓有力,推动时线路要直,尽量拉长,以局部有温热感、酸胀感为度。

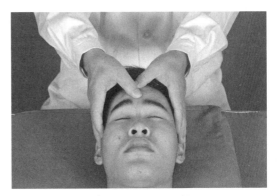

图 4‑3　推抹印堂至神庭

（四）分推印堂至太阳

1. 操作方法　养生推拿师以两手拇指指腹沿宾客的眉棱骨分推印堂至太阳,反复推抹 10～20 次,如图 4 - 4 所示。

2. 动作要领　推抹时双手拇指同时对称着力,动作不宜过快,先由眉棱骨上缘分推,再逐渐分推至前额发际处。推动时尽量拉长,以局部有温热感、酸胀感为度。

（五）按揉太阳穴

1. 操作方法　养生推拿师两手 4 指张开固定头部,先以拇指指腹分别按在头部两侧的太阳穴处,做环转揉动 10～20 次,再以两拇指指腹同时用力从头维穴起向外下方,经太阳穴分推至耳门穴止,反复推抹 10～20 次,如图 4 - 5 所示。

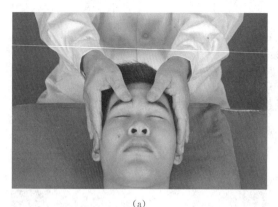
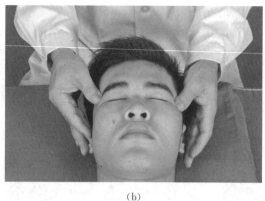

（a）　　　　　　　　　　　　　　　（b）

图 4－4　分推印堂至太阳

2. 动作要领　按揉时两手拇指对称用力,按一揉三,指按时用力稍重,指揉时用力宜轻,以局部有酸胀感为度。

（六）捏眼眶

1. 操作方法　养生推拿师以双手拇指和示指指腹相对用力,挤捏宾客上眼眶皮肤,反复操作 3～5 次,如图 4－6 所示。

2. 动作要领　挤捏时拇指与示指同时对称用力,以局部有酸胀感、温热感为度。

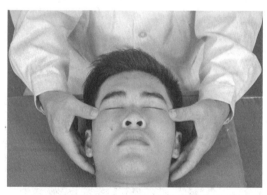
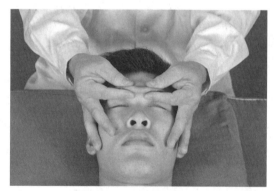

图 4－5　按揉太阳穴　　　　　　　　　图 4－6　捏眼眶

（七）点揉头面部诸穴

1. 操作方法　养生推拿师以双手拇指或示指指端点揉头面部睛明、攒竹、鱼腰、丝竹空、四白、迎香、地仓、颊车、颧髎等穴,每穴持续 5～10 秒,以得气为度,如图 4－7所示。

2. 动作要领　点揉时双手指端垂直着力,不可用力太大,点一揉三,以局部有酸胀感为度。

（八）推抹鼻翼至颧髎

1. 操作方法　养生推拿师以双手拇指指腹自鼻根部推抹至鼻翼,点按迎香穴,然后自迎香穴推抹至颧髎穴,反复 5～10 次,如图 4－8 所示。

2. 动作要领　推抹时手法宜轻快柔和,以局部有温热感为度。

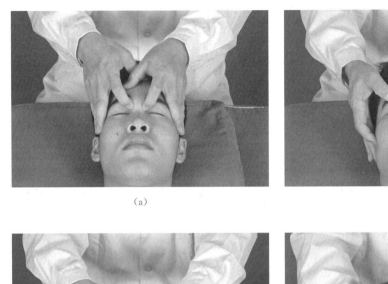
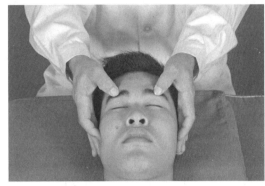

(a)　　　　　　　　　　　　　(b)

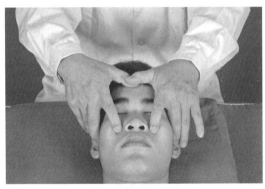
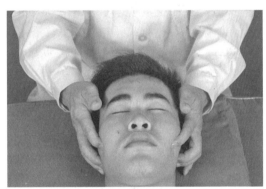

(c)　　　　　　　　　　　　　(d)

图4-7　点揉头面部诸穴（睛明、鱼腰、迎香、颊车）

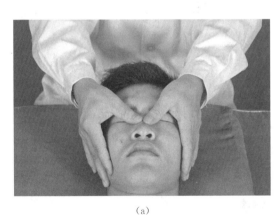
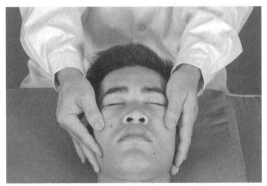

(a)　　　　　　　　　　　　　(b)

图4-8　推抹鼻翼至颧髎

（九）大鱼际揉法放松额面部

1. 操作方法　养生推拿师四指微张开，用大鱼际从宾客前额中线向两侧推揉，经太阳穴推揉至颊车穴，揉法放松面部，反复5～10次，如图4-9所示。

2. 动作要领　腕关节放松，前臂摆动做大鱼际揉法，以整个额面部有温热感为度。

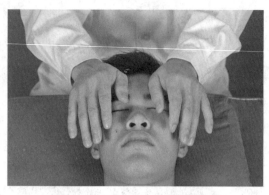

图 4-9　大鱼际揉法放松额面部

（十）耳部推拿

1. 操作方法　分以下 4 个步骤进行

（1）点揉耳周诸穴：养生推拿师以双手中指指腹同时点揉宾客耳朵周围耳门、听宫、听会、翳风、角孙等穴，每穴 5～10 次，如图 4-10 所示。

（2）捏揉耳廓：养生推拿师以双手拇指与示、中指指腹对称用力捏揉宾客两侧耳廓 5～10 次，如图 4-11 所示。

（3）搓擦耳廓：养生推拿师示指与中指分开，以示指指腹贴在耳廓前，中指指腹贴在耳廓后，上下快速搓擦耳廓 5～10 次，如图 4-12 所示。

（4）振耳：养生推拿师先以双手掌捂住宾客耳廓，振颤 10～15 秒，再用一手掌面捂住宾客一边耳廓后，同时另一手五指叩击手背，反复操作 5～10 次，如图 4-13 所示。

2. 动作要领　捏揉耳廓时手法力度稍重，以局部有酸胀感为宜；搓擦时指腹应紧贴皮肤，直线往返搓擦，以局部有温热感为宜；五指叩击时手腕用力，轻快有节奏感，宾客耳朵有"嗡嗡"响声，俗称为"鸣天鼓"。

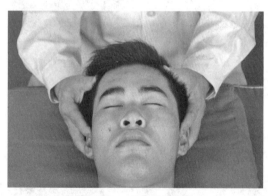

图 4-10　点揉耳周诸穴

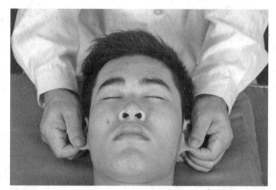

图 4-11　捏揉耳廓

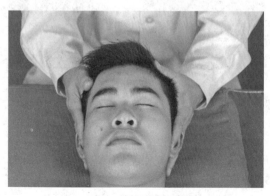

图 4-12　搓擦耳廓

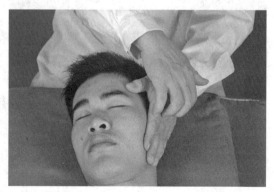

图 4-13　振耳

（十一）搓擦头部颞侧

1. 操作方法　养生推拿师双手虎口张开，拇指指腹固定在宾客头部颞侧，以屈曲的示指桡侧面在宾客头部颞侧做旋转搓擦，反复5～10次；接着以双手拇指指腹在颞侧由前向后搓擦，反复操作5～10次，如图4－14所示。

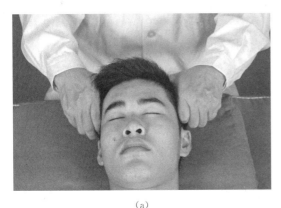 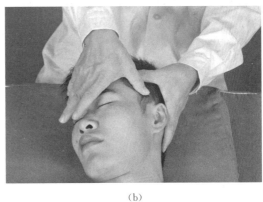

　　　　　　　（a）　　　　　　　　　　　　　　　　　　（b）

图4－14　搓擦头部颞侧

2. 动作要领　搓擦手法宜轻，动作要轻快，速度宜均匀，以局部有温热感为度。

（十二）十指拿按头部

1. 操作方法　养生推拿师双手十指略分开，自然屈曲，以指端或指腹拿按宾客头部，并双手交叉搓动，由头两侧缓慢移到头顶正中线，如洗头状，反复操作5～10次，如图4－15所示。

2. 动作要领　双手用力均匀和缓，拿按搓动有序，移动宜缓慢，以局部有温热感为度。

（十三）指叩头部

1. 操作方法　养生推拿师双手十指屈曲，略微分开，以10指指端同时叩击宾客整个头部，反复10～20次，如图4－16所示。

2. 动作要领　叩击力量宜轻，叩击下去后迅速弹起，连续不断，以术后局部有温热感为宜。

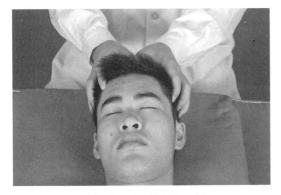 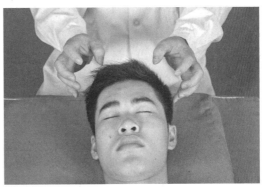

图4－15　10指拿按头部　　　　　　　　图4－16　指叩头部

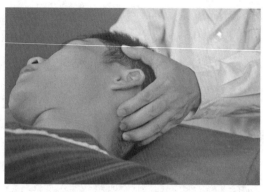

图 4-17 点风池、安眠、风府穴

（十四）点风池、安眠、风府穴

1. 操作方法 养生推拿师两手示、中指略屈曲，以示、中指指腹分别在两侧风池、安眠及风府穴上作拘点按压手法，反复 5～10 次，如图 4-17 所示。

2. 动作要领 拘点用力适中，以按压穴位出现酸胀感为宜。

二、上肢部养生推拿的操作

上肢为手三阴、手三阳经脉循行部位，上肢部养生推拿，不仅能疏通上肢经络，促进气血运行，消除疲劳，加强关节功能，而且可以调理、加强相应脏腑功能。本套手法对上肢肌肉酸痛、麻木、无力、腕管综合征、网球肘、肩周炎、颈肩痛等疾病，均有很好的养生保健作用；同时对于加强心肺功能、预防心脏疾病也有良好的效果。推拿时手法力度要适宜，抖动上肢操作结束时禁止猛然用力牵拉，摇上肢关节时幅度不宜过大。推拿时间 15 分钟左右。

（一）按揉上肢

1. 操作方法 养生推拿师以手掌掌面在宾客上肢内、外侧面做按揉手法，自上而下，反复操作 3～5 次，如图 4-18 所示。

2. 动作要领 先以掌揉法，手法宜轻；接着掌按法，手法宜重；后以掌按揉结合，手法稍重，按一揉三，以局部出现酸胀感为宜。

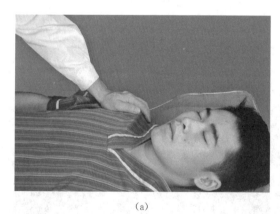

(a)   (b)

图 4-18 按揉上肢

（二）拿揉上肢

1. 操作方法 养生推拿师以一手 5 指在宾客上肢内、外侧面做拿揉手法，自上而下，反复操作 3～5 次，如图 4-19 所示。

2. 动作要领 掌指关节对称用力进行拿揉，动作连贯、协调，一拿一放，以局部有酸胀感为度。

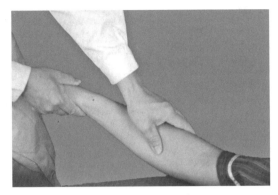

图 4-19　拿揉上肢

（三）循经点揉上肢诸穴

1. 操作方法　先点穴位，养生推拿师先以一手拇指指腹在宾客上肢依次点揉肩髃、曲池、手三里、外关、内关、合谷、劳宫，每个穴位反复点揉 3～5 次；再按经络，然后以两手拇指指腹在宾客上肢沿手三阴经、手三阳经自上而下依次交替点按，反复操作 3～5 次，如图 4-20 所示。

2. 动作要领　点揉穴位力量要适度，以局部出现酸胀感为好。

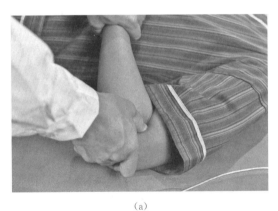　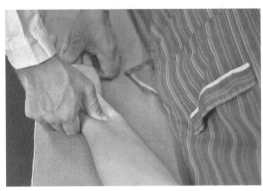

（a）　　　　　　　　　　　　　　　　（b）

图 4-20　循经点揉上肢诸穴

（四）擦上肢

1. 操作方法　养生推拿师用擦法分别擦宾客上肢内侧、外侧面，自上而下，反复 3～5 次，如图 4-21 所示。

2. 动作要领　"擦三回一"，往外擦动用力较大，往回擦动用力较小，比例为 3∶1；"快擦慢移"，擦动速度比较快，移动速度要慢。擦外侧时，上肢俯掌；擦内侧时，上肢仰掌屈曲放于头侧。

（五）弹拨上肢

1. 操作方法　养生推拿师一手拿住宾客腕部，以另一手拇指指腹分别弹拨宾客上肢内侧、外侧面，自上而下，反复操作 3～5 次，如图 4-22 所示。

2. 动作要领　弹拨时手腕来回摆动，动作连贯，拇指垂直于肌纤维用力，力度适宜，以

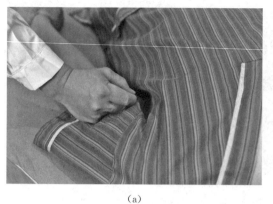
（a）

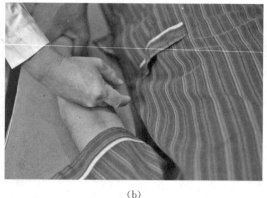
（b）

图 4-21 擦上肢

局部出现酸胀感为度。

（六）直推上肢

1. 操作方法　宾客俯掌，伸直上肢，养生推拿师以掌面置于宾客肩部，从肩部沿手三阳经自上而下逆经推到掌背，反复操作 3～5 次；接着宾客仰掌，养生推拿师以掌面置于宾客腋前部，从腋前部沿手三阴经自上而下顺经推到掌心，反复操作 3～5 次，如图 4-23 所示。

2. 动作要领　推动时站好弓箭步，肘关节伸直，肩部用力推动，用力要均匀，速度不宜过快，自上而下直线推动。

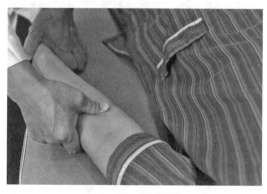
图 4-22 弹拨上肢

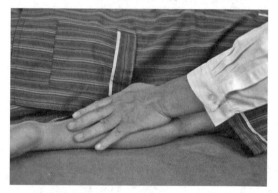
图 4-23 直推上肢

（七）分推掌心、掌背，理五指

1. 操作方法　养生推拿师以双手拇指指腹分别在宾客掌心、掌背作分推的手法，反复 5～10 次，如图 4-24 所示；接着养生推拿师以拇指与示指指腹相合，夹住宾客拇指，作由手指根部到指端的捻转揉动，5 个手指均逐一操作 1～3 次，如图 4-25 所示；然后养生推拿师示指与中指屈曲，以中节面夹住宾客拇指，做由手指根部到指端的拔伸滑动，同时发出一声清脆的弹响，5 个手指均逐一操作 1～3 次，如图 4-26 所示。

2. 动作要领　分推时两拇指均匀用力，不宜过大；捻手指时，要边捻动边滑动至指尖，用力要均匀连续；拔伸手指时避免用蛮力，滑动迅速方可发出弹响，不可刻意追求，以防止疼痛。

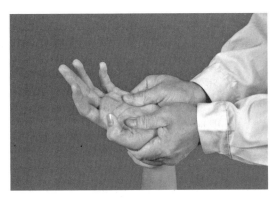

图 4‑24 分推掌心、掌背

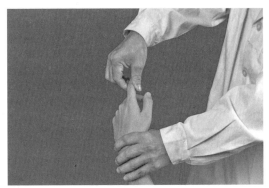

图 4‑25 捻揉手指

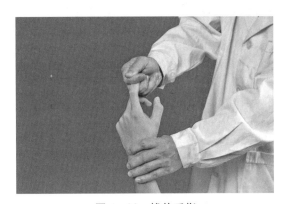

图 4‑26 拔伸手指

（八）运动上肢

1. 操作方法　养生推拿师与宾客以五指交叉相握，做腕关节顺时针和逆时针方向的环转摇动及屈伸动作，反复操作 3～5 次，如图 4‑27 所示。接着，另一手托住宾客肘部，作肘关节顺时针和逆时针方向的环转摇动及屈伸动作，反复操作 3～5 次，如图 4‑28 所示；然后，作肩关节顺时针和逆时针方向的环转摇动动作，反复操作 3～5 次，如图 4‑29 所示。

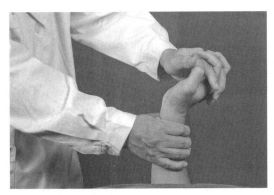

图 4‑27 运动上肢

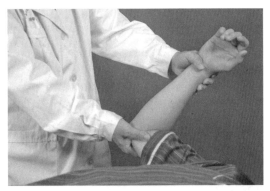

图 4‑28 运动上肢

2. 动作要领　摇腕、肘、肩关节时要顺其自然,按照其关节生理上的活动方向及活动幅度,要先摇较小的圆圈,再逐渐摇大圈,以能忍受为好。

（九）拔伸上肢

1. 操作方法　养生推拿师以双手握住宾客的手掌部,持续地用力作上肢的拔伸动作,可朝向下、向外、向上、向前 4 个方向拔伸,每个方向持续 5～10 秒钟,如图 4 - 30 所示。

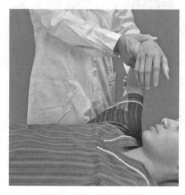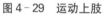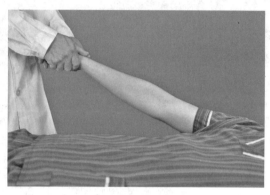

图 4 - 29　运动上肢　　　　　　　　图 4 - 30　拔伸上肢

2. 动作要领　拔伸的力量宜持续、均匀、有力,不可过大。有肩关节习惯性脱位者禁止使用此法。

（十）搓揉上肢

1. 操作方法　养生推拿师以双手掌面夹住宾客上肢,相对用力,自上而下或自下而上往返搓揉上肢,反复操作 3～5 次,如图 4 - 31 所示。

2. 动作要领　两手相对用力,用力要适度,动作要连续,快搓慢移,搓动速度要快,移动要慢,做到搓而不涩,揉而不滞,刚柔相济。

（十一）牵抖上肢

1. 操作方法　养生推拿师以双手握住宾客手掌,作连续不断的小幅度的上下抖动,反复 10～20 次,如图 4 - 32 所示。

2. 动作要领　抖动时,嘱宾客放松上肢,抖动幅度要小,频率要快,以局部有松动感为宜。

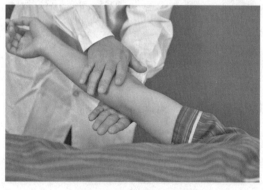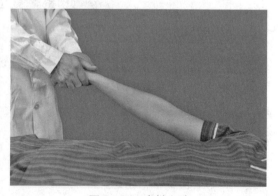

图 4 - 31　搓揉上肢　　　　　　　　图 4 - 32　牵抖上肢

（十二）叩击上肢

1. 操作方法　养生推拿师以双手侧掌或空拳在宾客上肢部作交替叩击动作，反复操作 3～5 次，如图 4-33 所示。

2. 动作要领　叩击时要连续不断，要有节奏感，用力要轻柔和缓，以不感疼痛为好。

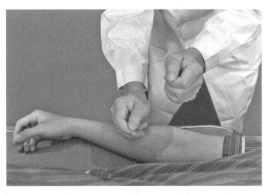

图 4-33　叩击上肢

三、胸腹部养生推拿的操作

胸腹部为人体脏腑的外廓，内应五脏六腑，五脏六腑之气均汇聚于胸腹相应的部位。胸腹部养生推拿，可以调整脏腑功能，调节人体气机，流通气血，平衡阴阳，达到疏肝理气，宁心安神，增强心肺、脾胃、生殖功能，培本固元，强身健体的作用。本套手法对胸闷气短、胃脘胀痛、消化不良等疾病均有很好的养生保健作用。在推拿时要根据宾客的身体状况采用不同的补泻手法，对女性宾客操作时应避开乳房等敏感部位。推拿时间为 10 分钟左右。

（一）按压双肩

1. 操作方法　养生推拿师以双手掌根置于宾客双肩前侧，垂直向下用力按压，反复操作 5～10 次，如图 4-34 所示。

2. 动作要领　肘部伸直，肩部用力，身体前俯，由轻到重垂直向下用力，以局部有酸胀感为度。

（二）掌根按揉中府

1. 操作方法　养生推拿师以双手掌根同时按揉宾客肩部外侧的中府穴，反复操作 5～10 次，如图 4-35 所示。

2. 动作要领　双手掌根同时用力，均匀对称，先以掌根揉中府，手法宜轻；接着掌根按中府，手法宜重；后以掌根按揉中府及周围胸大肌，手法稍重，按一揉三，以局部有酸胀感为宜。

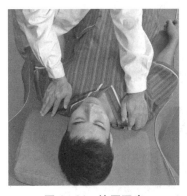

图 4-34　按压双肩

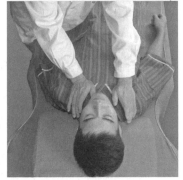

图 4-35　掌根按揉中府

（三）分推胸腹部

1. 操作方法　养生推拿师以双手掌面置于宾客胸部中央，同时由胸腹部正中线分推至两侧胁肋部、腹部,自上而下,反复操作 3～5 次,如图 4-36 所示。

2. 动作要领　分推要用力均匀,自上而下,顺序操作,以皮肤微红为度。对女性宾客操作时应避开乳房等敏感部位。

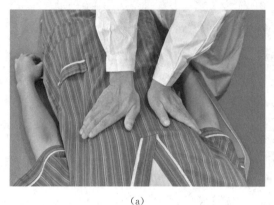
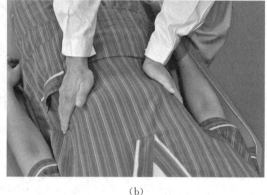

(a)　　　　　　　　　　　　　　　　(b)

图 4-36　分推胸腹部

（四）点揉胸腹部穴位

1. 操作方法　养生推拿师以拇指或 4 指指腹点揉胸腹部期门、章门、京门、上脘、中脘、下脘、天枢、气海、关元,每个穴位各 5～8 次,如图 4-37 所示。

2. 动作要领　点揉时用力要由轻至重,用力均匀,按一揉三,以局部有酸胀感为宜。

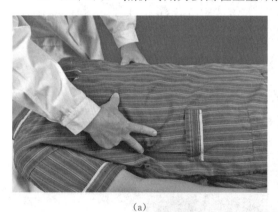
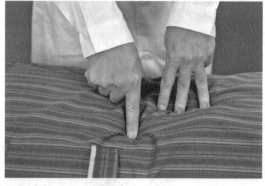

(a)　　　　　　　　　　　　　　　　(b)

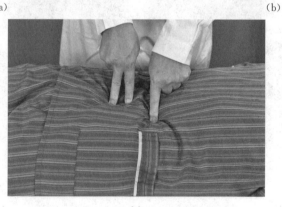

(c)

图 4-37　点揉胸腹部穴位

（五）掌揉腹部

1. 操作方法　宾客双膝屈曲，腹部放松。养生推拿师叠掌轻揉宾客腹部，分别以中脘、脐中穴为中心作顺时针揉动，反复操作 20～30 次，如图 4-38 所示。

2. 动作要领　揉法不宜过重，用力均匀，带动皮下组织揉动，自上而下，频率要慢。

（六）拿捏腹部

1. 操作方法　宾客双膝屈曲，腹部放松。养生推拿师以双手拇指置于腹肌一侧，其余 4 指置于腹肌另一侧，自上而下，反复提拿腹肌 3～5 次，如图 4-39 所示。

2. 动作要领　双手掌指关节对称用力进行拿捏，用力均匀，一拿一放，以局部有酸胀感为度。

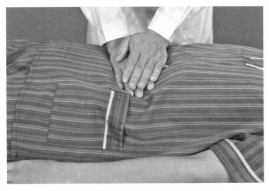 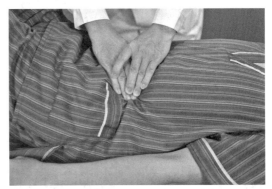

图 4-38　掌揉腹部　　　　　　　　　　图 4-39　拿捏腹部

（七）掌摩腹部

1. 操作方法　宾客双膝屈曲，腹部放松。养生推拿师以掌面轻揉宾客腹部，分别以中脘、脐中穴为中心作顺时针摩动，反复操作 20～30 次，如图 4-40 所示。

2. 动作要领　摩法不宜过重，用力均匀，轻快柔和，以局部有温热感为度。

（八）搓擦胁肋

1. 操作方法　养生推拿师以双手掌面在宾客胁肋部来回做搓擦手法，反复操作 20～30 次，如图 4-41 所示。

2. 动作要领　搓擦手法不宜过重，用力均匀，直线往返来回搓擦，局部应暴露，并涂上按摩油以保护皮肤，以局部有温热感为度。

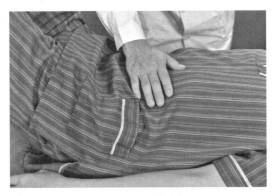 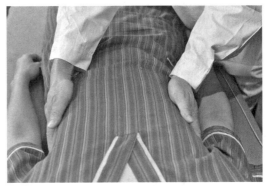

图 4-40　掌摩腹部　　　　　　　　　　图 4-41　搓擦胁肋

四、下肢部前侧、内侧、外侧养生推拿的操作

下肢前侧、内侧、外侧为足三阴、足阳明，以及足少阳经循行的部位，下肢部养生推拿，不仅能改善脾胃、肝胆功能，促进消化吸收，加强肾、生殖泌尿功能；还能疏通下肢经络，加强气血循行，强壮下肢筋骨，滑利关节，消除疲劳。本套手法对下肢前、内、外侧的疼痛、麻木、肌无力、运动疲劳等疾病具有很好的养生保健作用。推拿下肢膝关节处手法要轻，不宜过重。推拿时间为 10 分钟左右。

（一）直推下肢前侧、内侧、外侧

1. *操作方法*　养生推拿师以手掌面紧贴宾客大腿根部，分别自髀关直推至足背，自股内侧直推至足弓，自环跳直推至足外踝，自上而下，各反复操作 3～5 次，如图 4－42 所示。

2. *动作要领*　推动时站好弓箭步，肘关节伸直，肩部用力推动，用力要均匀，速度不宜过快，自上而下直线推动。

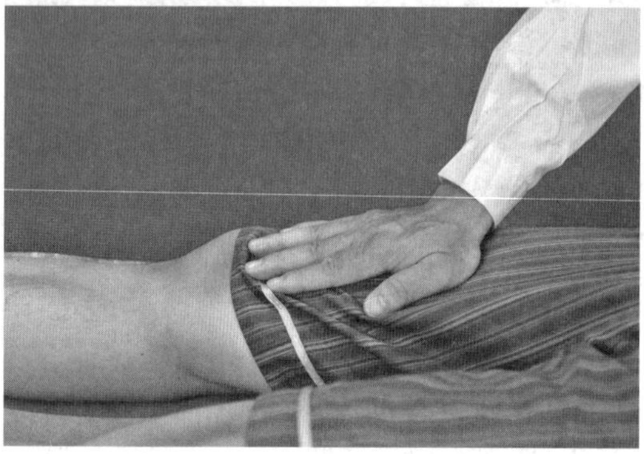

(a)

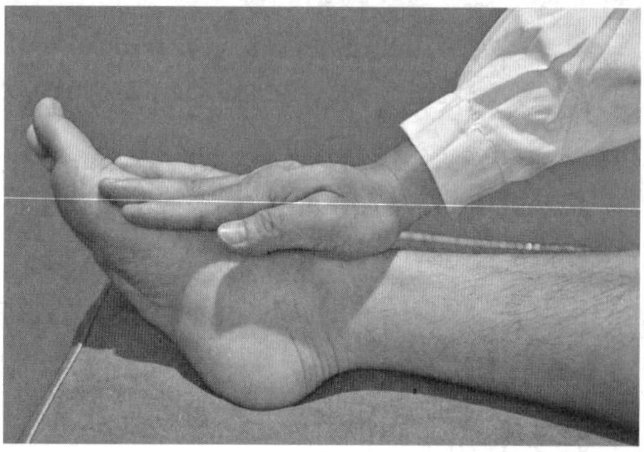

(b)

图 4－42　直推下肢前侧、内侧、外侧

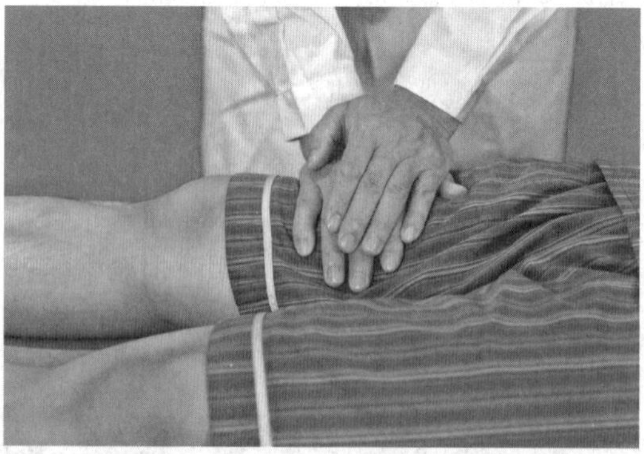

图 4－43　按揉下肢前侧、内侧、外侧

（二）按揉下肢前侧、内侧、外侧

1. *操作方法*　养生推拿师以手掌面沿宾客下肢前、内、外侧面做掌揉法，接着做按揉手法，自上而下，反复操作 3～5 次，如图 4－43 所示。

2. *动作要领*　先以掌揉法，手法宜轻；接着掌按法，手法宜重；后以掌按揉结合，手法稍重，按一揉三，以局部出现酸胀感为宜。

（三）拿揉下肢前侧、内侧、外侧

1. *操作方法*　养生推拿师以双手拇指与其他 4 指指腹相对用力，在宾客下肢前、内、外侧面做 5 指拿法，接着做拿揉手法，自上而下，反复操作 3～5 次，如图 4－44 所示。

2. *动作要领*　掌指关节对称用力进行拿揉，动作连贯、协调，一拿一放，以局部有酸胀感为度。

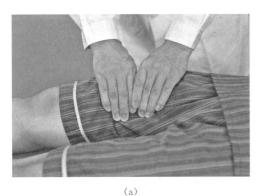
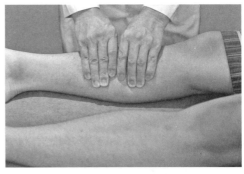

(a)　　　　　　　　　　　　　　　(b)

图 4-44　拿揉下肢前侧、内侧、外侧

（四）点按下肢诸穴

1. 操作方法　养生推拿师以拇指指腹分别点按宾客下肢的风市、血海、阴陵泉、阳陵泉、足三里、三阴交、解溪，每个穴位各操作 3～5 次，如图 4-45 所示。

2. 动作要领　点按穴位要准确，垂直用力，由轻到重，以局部有酸胀感为好。

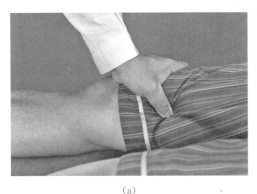
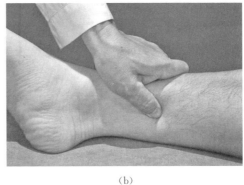

(a)　　　　　　　　　　　　　　　(b)

图 4-45　点按下肢诸穴

（五）弹拨下肢前侧、内侧、外侧

1. 操作方法　养生推拿师以双手拇指指腹分别弹拨宾客下肢前、内、外侧面，自上而下，反复操作 3～5 次，如图 4-46 所示。

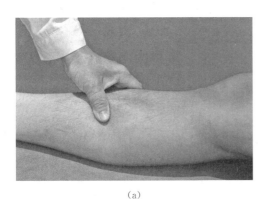
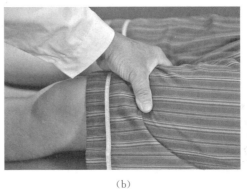

(a)　　　　　　　　　　　　　　　(b)

图 4-46　弹拨下肢前、内、外侧

2. 动作要领　弹拨时用力方向垂直肌纤维的走向，动作连贯，力度适宜，以局部有酸胀感为好。

（六）擦下肢前侧、内侧、外侧

1. 操作方法　养生推拿师分别在宾客下肢前、内、外侧面作擦法，自上而下，反复操作3～5次，如图4-47所示。

2. 动作要领　擦动要用力沉稳，动作连贯，节律均匀，"擦三回一"，往外擦动用力较大，往回擦动用力较小，比例为3∶1；"快擦慢移"，擦动速度比较快，移动速度要慢。

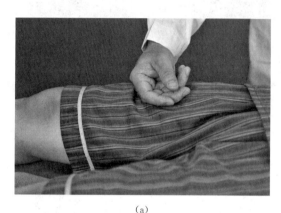
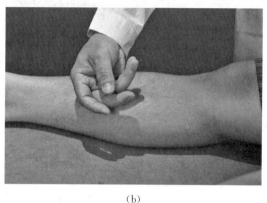

（a）　　　　　　　　　　　　　（b）

图4-47　擦下肢前侧、内侧、外侧

（七）抱揉膝关节

1. 操作方法　养生推拿师以双手抱住宾客膝关节两侧，两手对称用力，交替揉动10～20次，如图4-48所示。

2. 动作要领　两手对称抱膝，如抱球状，掌根用力，快速有节律进行交替搓揉，以局部有轻松感为好。

（八）叩击下肢前侧、内侧、外侧

1. 操作方法　养生推拿师用拳叩法或合掌击法在宾客下肢的前、内、外侧面，作连续不断的叩击，自上而下，反复操作3～5次，如图4-49所示。

2. 动作要领　叩击用力均匀，叩击后即迅速弹起，轻快而有节律，以局部有轻松感为好。

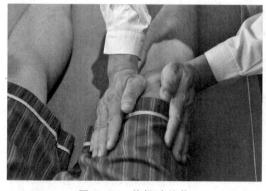
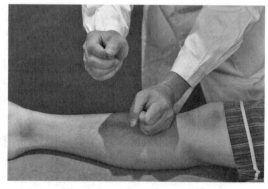

图4-48　抱揉膝关节　　　　　图4-49　叩击下肢前侧、内侧、外侧

（九）运动下肢

1. 操作方法　养生推拿师以一手按住宾客膝部,另一手拿住宾客足部,屈髋屈膝,顺时针或逆时针方向摇髋关节3～5次,如图4-50所示;接着屈伸膝关节3～5次;然后一手拿住宾客足跟,另一手拿住宾客足背,顺时针或逆时针方向摇踝关节3～5次,如图4-51所示。

2. 动作要领　摇髋、踝关节时要顺其自然,按照其关节生理上的活动方向及活动幅度,要先摇较小的圆圈,再逐渐摇大圈,以宾客能忍受为度。

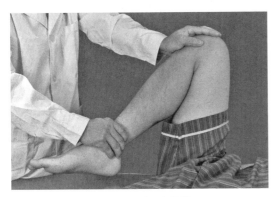 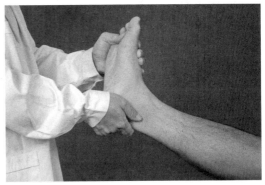

图4-50　运动下肢　　　　　　　　　图4-51　运动下肢

（十）揉捏足背,理足趾

1. 操作方法　养生推拿师以拇指和示指指腹对称用力,揉捏足背,反复操作3～5次,如图4-52所示;然后捻揉足趾、拔伸足趾,每个足趾反复操作3～5次,如图4-53所示。

2. 动作要领　揉捏时用力不宜过大,以能耐受为度。拔伸足趾时有时可听到关节弹响,若没有,亦不可强求,不可硬性拔伸牵拉,以免造成损伤。

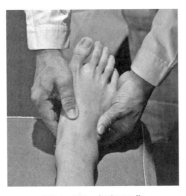 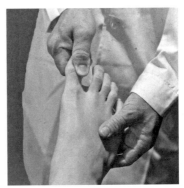

图4-52　揉捏足背　　　　　　　　　图4-53　理足趾

（十一）抖下肢部

1. 操作方法　养生推拿师一手握住宾客足跟,另一手握住宾客足背,把下肢抬离床面约30°,然后两手同时稍用力牵拉,做连续不断的小幅度的上下或左右抖动,反复操作10～20次,如图4-54所示。

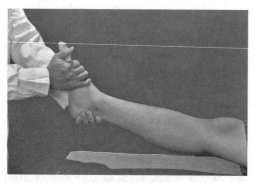

图 4-54 抖下肢部

2. 动作要领　抖动时,嘱宾客放松,不可用力,抖动幅度要小,频率要快,以局部有松动感为宜。

五、颈肩部养生推拿的操作

颈肩部为手少阳、足少阳、足太阳,以及督脉循行所过部位,同时颈项部的大椎穴为手足六阳经交汇的部位。颈肩部养生推拿,不仅可以疏通局部经络,还可以流通六阳经气。本套手法有疏通颈肩部经络,消除颈肩部疲劳,强健颈肩部筋骨,滑利颈肩部关节,改善脑部供血,调节神经功能的作用;对颈肩部疼痛、活动不利、落枕、颈椎病、肩周炎、感冒、头痛头晕等疾病有很好的养生保健作用。拿揉颈肩部时手指要直不能弯曲,避免抓伤肌肉,前置的四指不能用力按压颈项部以免引起咳嗽。推拿时间为 10 分钟左右。

(一)拿揉颈肩部

1. 操作方法　养生推拿师拇指与其他四指指腹相对用力,拿揉颈项部、肩部的肌肉,反复操作 3～5 次,如图 4-55 所示。

2. 动作要领　先单手拿揉颈项部,再双手同时拿揉肩部,拿揉时拇指与其他 4 指对称用力,用力要沉稳深透,速度缓慢,力量均匀,以局部有酸胀感为好。

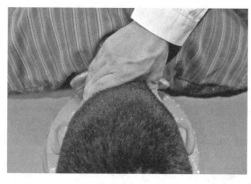
(a)

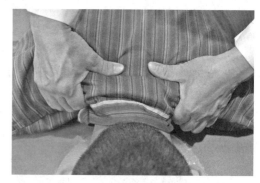
(b)

图 4-55　拿揉颈肩部

(二)按揉项中线、项侧线

1. 操作方法　养生推拿师先以单手拇指指腹从风府至大椎按揉项中线,再以双手拇指从风池至大杼按揉项侧线,自上而下,各反复操作 3～5 次,如图 4-56 所示。

2. 动作要领　按揉时垂直用力,沉稳深透,按一揉三,带动皮下组织揉动,以局部有酸胀感为好。

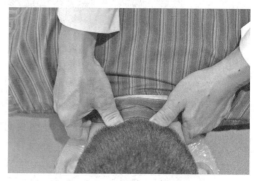

图 4-56　按揉项中线、项侧线

（三）点揉颈肩部诸穴

1. 操作方法　养生推拿师以拇指指腹按揉风府、风池、大椎、肩井、秉风、天宗,每个穴位反复操作3～5次,如图4-57所示。

2. 动作要领　点按穴位要准确,垂直用力,沉稳深透,按一揉三,以局部有酸胀感为好。

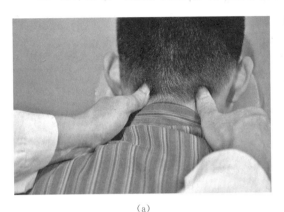
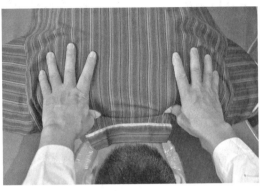

(a)　　　　　　　　　　　　　　(b)

图4-57　点揉颈肩部诸穴

（四）弹拨颈肩部

1. 操作方法　养生推拿师以拇指指腹弹拨颈肩部两侧斜方肌,自上而下,反复操作3～5次,如图4-58所示。

2. 动作要领　弹拨时用力方向垂直颈肩部两侧斜方肌,用力宜均匀,沉稳深透,动作连贯,以局部有酸胀感为好。

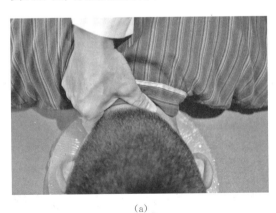
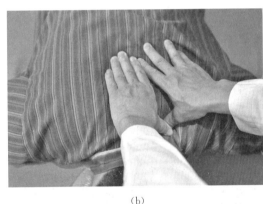

(a)　　　　　　　　　　　　　　(b)

图4-58　弹拨颈肩部

（五）搓肩部

1. 操作方法　养生推拿师立于宾客一侧,搓揉两侧肩部,自内至外,反复操作3～5次,如图4-59所示。

2. 动作要领　搓动要用力沉稳,动作连贯,节律均匀,"搓三回一",往外搓动用力较大,往回搓动用力较小,比例为3∶1;"快搓慢移",搓动速度比较快,移动速度要慢。

（六）叩击肩部

1. 操作方法　养生推拿师立于宾客床头,双手空拳有节奏地交替叩击肩部,反复操作

3～5次,如图4-60所示。

2. 动作要领　叩击用力均匀,叩击后即迅速弹起,轻快而有节律,以局部有轻松感为好。

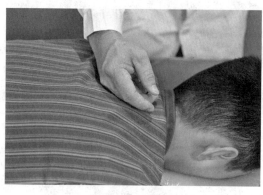
图4-59　擦肩部

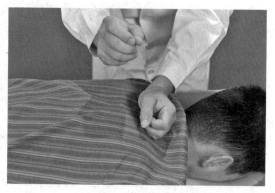
图4-60　叩击肩部

六、背腰部养生推拿的操作

背腰部为足太阳和督脉循行所过部位,是人体脏腑腧穴分布所在,各脏腑的气血输注于此。背腰部养生推拿,不仅能疏通背腰部经络,加强气血循行、消除疲劳、强健筋骨、滑利关节,而且对改善脏腑功能,调节内分泌有很好的功效,同时对背腰部的腰部劳损、急性扭伤、风湿痹痛、腰椎增生等疾病都有很好的养生保健作用。叩击拍打背腰部时,在腰部的肾区用力宜轻不宜重,以免造成肾脏损伤。推拿时间为15分钟左右。

（一）分推背腰部

1. 操作方法　养生推拿师立于床头,双手掌置于宾客大椎穴处,以双手掌同时从宾客背腰部沿脊柱正中线向两侧进行分推,自上而下,反复操作3～5次,如图4-61所示。

2. 动作要领　推动时站好马步,肘关节伸直,肩部用力推动,用力要均匀,速度不宜过快,自内而外直线推动。

（二）循经按揉背腰部

1. 操作方法　养生推拿师以双手叠掌在宾客背腰部分别沿脊柱正中线的督脉、脊柱两侧膀胱经第一、第二侧线进行按揉,自上而下,反复操作3～5次,如图4-62所示。

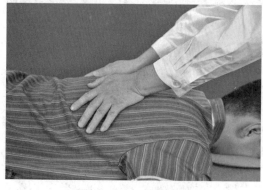
图4-61　分推背腰部

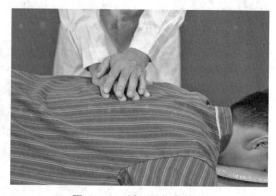
图4-62　循经按揉背腰部

2. 动作要领　先以掌揉法,手法宜轻;接着掌按法,手法宜重;后以掌按揉结合,手法稍重,按一揉三,动作连贯,以局部出现酸胀感为宜。

（三）擦背腰部

1. 操作方法:养生推拿师以擦法在宾客背腰部分别沿脊柱正中线的督脉、脊柱两侧的膀胱经擦动,自上而下,反复操作3～5次,如图4-63所示。

2. 动作要领:擦动要用力沉稳,动作连贯,节律均匀,"擦三回一",往外擦动用力较大,往回擦动用力较小,比例约为3∶1;"快擦慢移",擦动速度比较快,移动速度要慢,以局部有温热感为好。

（四）循经按压背腰部

1. 操作方法　分三个步骤进行

（1）养生推拿师先以双手拇指指腹沿督脉从大椎交替按压至长强,自上而下,反复操作3～5次,同时在命门上重点做按压揉动手法,如图4-64所示。

（2）养生推拿师以屈示指指间关节按压华佗夹脊穴,自上而下,反复操作3～5次,如图4-65所示。

（3）养生推拿师再以双手拇指指腹沿膀胱经第一侧线从大杼按压至关元俞,自上而下,反复操作3～5次,同时在肺俞、心俞、肝俞、脾俞、肾俞、大肠俞穴位上重点做按压揉动手法,如图4-66所示。

2. 动作要领　按压时垂直用力,沉稳深透,可按一揉三,带动皮下组织揉动,以局部有酸胀感为好。

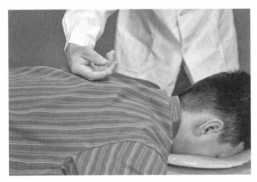
图4-63　擦背腰部

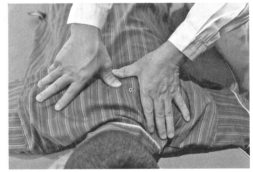
图4-64　循经按压背腰部

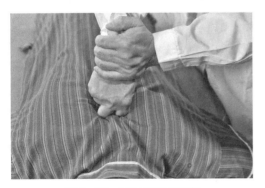
图4-65　循经按压背腰部

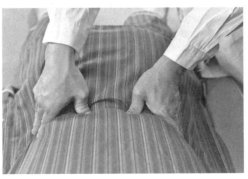
图4-66　循经按压背腰部

（五）弹拨足太阳膀胱经

1. 操作方法　养生推拿师双手拇指指端相对,以双手拇指指腹同时弹拨背腰部足太阳膀胱经,自上而下,反复操作3～5次,如图4-67所示。如需增加力量,增强刺激,可用双手拇指指腹重叠弹拨。

2. 动作要领　弹拨的方向应与腰背肌肉走向垂直,用力沉稳深透,动作连贯,以局部有酸胀感为好。因该手法用力较重,刺激性较强,用后宜揉法放松。

（六）直推背腰部

1. 操作方法　养生推拿师立于床头,双手掌置于宾客肩胛内侧,以手掌分别沿脊柱正中线的督脉、两侧的膀胱经做直推手法,自上而下,反复操作3～5次,如图4-68所示。

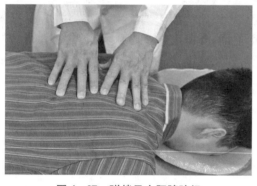 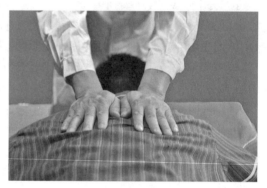

图4-67　弹拨足太阳膀胱经　　　　　　图4-68　直推背腰部

2. 动作要领　推动时站好马步,肘关节伸直,肩部用力推动,用力要均匀,速度不宜过快,自上而下直线推动到腰骶部。

（七）捏脊

1. 操作方法　养生推拿师以双手拇指与其他四指末节指腹相对用力,捏住腰背皮肤,分别沿脊柱正中线的督脉、两侧的膀胱经做捏脊法手法,由下至上,反复操作3～5次,如图4-69所示。

2. 动作要领　拇指与其他四指末节指腹相对用力捏住皮肤,捏起的皮肤不宜过少,同时做连续捻转挤捏,以局部有酸胀感为宜。

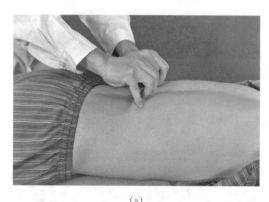 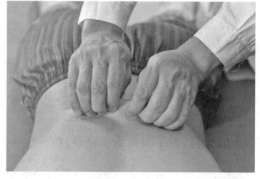

(a)　　　　　　　　　　　　　　　(b)

图4-69　捏脊

（八）掌擦命门

1. 操作方法　养生推拿师以单掌或叠掌置于宾客命门穴处,做直线往返搓擦手法,反复操作 20～30 次,如图 4-70 所示。

2. 动作要领　擦法前应暴露局部皮肤,并涂上按摩膏。擦法时掌面应紧贴皮肤,用力宜均匀,沉稳深透,动作要迅速,来回直线运动,距离宜尽量拉长,以局部有温热感为好。

（九）掌擦八髎

1. 操作方法　养生推拿师以单掌或叠掌置于宾客八髎穴处,做直线往返搓擦手法,反复操作 20～30 次,如图 4-71 所示。

2. 动作要领　擦法前应暴露局部皮肤,并涂上按摩膏。擦法时掌面应紧贴皮肤,用力宜均匀,沉稳深透,动作要快,来回直线运动,距离宜尽量拉长,以局部有温热感为好。

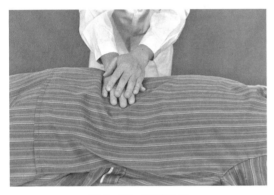

图 4-70　掌擦命门

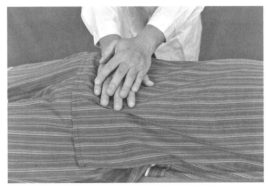

图 4-71　掌擦八髎

（十）叩击背腰部

1. 操作方法　养生推拿师双手空拳置于宾客背腰部,分别沿脊柱正中线的督脉、两侧的膀胱经作连续不断的叩击,自上而下,反复操作 3～5 次,如图 4-72 所示。

2. 动作要领　叩击用力均匀,叩击后即迅速弹起,快速而有节律,以背腰部有轻松感为好。

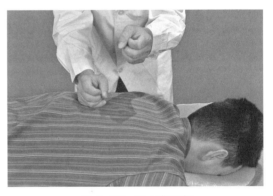

图 4-72　叩击背腰部

七、下肢部后侧养生推拿操作

下肢部后侧是足太阳经所循行经过部位,足太阳经属于膀胱,联络于肾脏。下肢部后侧养生推拿,不仅能疏通下肢经络,加强气血循行,强壮下肢筋骨,滑利关节,消除疲劳,对调整泌尿系统也具有重要作用。本套手法对腰腿痛、坐骨神经痛、肌肉疲劳、关节活动不利等疾病,均有很好的养生保健作用。长时间站立和行走人员做推法时应以向心性操作为主。推拿时间为 15 分钟左右。

（一）按揉臀部及下肢部后侧

1. 操作方法　养生推拿师以双手叠掌在宾客臀部及下肢部后侧按揉,自上而下,反复操作3～5次,如图4-73所示。

2. 动作要领　先以掌揉法,手法宜轻;接着掌按法,手法宜重;后以掌按揉结合,手法稍重,按一揉三,动作连贯,以局部出现酸胀感为宜。

（二）拿揉臀部及下肢后侧

1. 操作方法　养生推拿师以双手拇指与其他四指指腹相对用力,在宾客臀部及下肢部后侧拿揉,自上而下,反复操作3～5次,如图4-74所示。

2. 动作要领　拿揉时拇指与其他四指对称用力,用力要沉稳深透,速度缓慢,力量均匀,以局部有酸胀感为好。

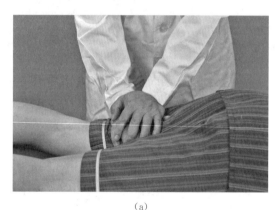　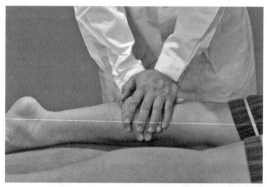

（a）　　　　　　　　　　　　　　　　　（b）

图4-73　按揉臀部及下肢部后侧

（三）按压臀部及下肢部后侧诸穴

1. 操作方法　养生推拿师先以肘尖或拇指指腹在宾客臀部及下肢部后侧依次按压环跳、承扶、殷门、委中、承山、太溪、昆仑、涌泉,每个穴位按压5～10次,如图4-75所示。

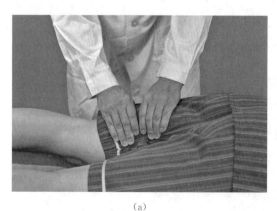　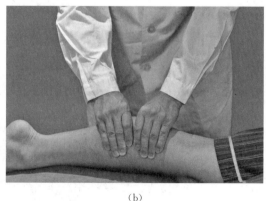

（a）　　　　　　　　　　　　　　　　　（b）

图4-74　拿揉臀部及下肢后侧

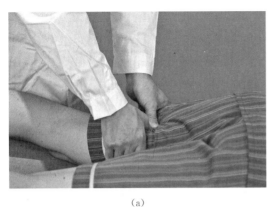
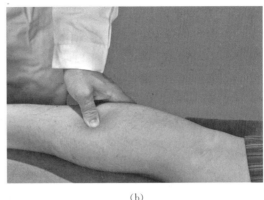

(a)　　　　　　　　　　　　　　　(b)

图 4-75　按压臀部及下肢部后侧诸穴

2. 动作要领　按压穴位要准确,垂直用力,沉稳深透,可按一揉三,以局部有酸胀感为好。

（四）擦臀部及下肢部后侧

1. 操作方法　养生推拿师沉肩、垂肘、悬腕、虚拳,以掌指关节擦法分别擦宾客臀部及下肢部后侧,自上而下,反复操作 3～5 次,如图 4-76 所示。

2. 动作要领　擦动要用力沉稳,动作连贯,节律均匀,"擦三回一",往外擦动用力较大,往回擦动用力较小,比例约为 3∶1;"快擦慢移",擦动速度比较快,移动速度要慢,以局部有温热感为好。

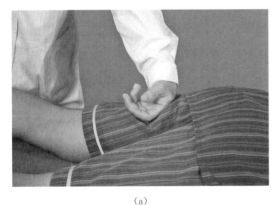
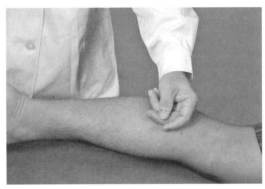

(a)　　　　　　　　　　　　　　　(b)

图 4-76　擦臀部及下肢部后侧

（五）弹拨臀部及下肢部后侧

1. 操作方法　养生推拿师以双手拇指重叠分别弹拨宾客臀部及下肢部后侧面,自上而下,反复操作 3～5 次,如图 4-77 所示。

2. 动作要领　弹拨时用力方向垂直肌纤维的走向,用力沉稳深透,动作连贯,以局部有酸胀感为好。

（六）掌推下肢部后侧

1. 操作方法　养生推拿师以手掌面着力于宾客下肢部后侧做直推法,自上而下或自下而上,反复操作 3～5 次,

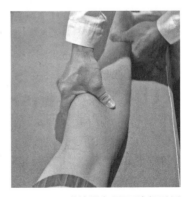

图 4-77　弹拨臀部及下肢部后侧

如图 4－78 所示。

2．动作要领　推法时掌面紧贴皮肤,用力宜均匀,沉稳深透,动作稍慢,以局部有温热感为好。推法方向习惯性是自上而下,自臀部直推至足跟;对长时间站立和行走人员是自下而上,自足跟直推至臀部。

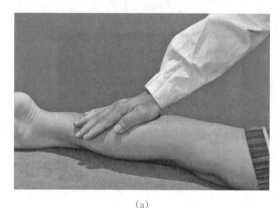
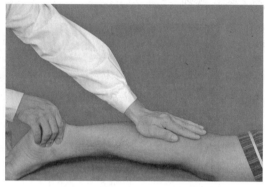

(a)　　　　　　　　　　　　　　　　(b)

图 4－78　掌推下肢部后侧

（七）屈膝压踝法

1．操作方法　养生推拿师以一手拿住宾客足掌,另一手拿住足跟,使宾客屈膝屈踝缓慢下压,反复操作 1～3 次,如图 4－79 所示。

2．动作要领　用力宜均匀沉稳,缓慢下压,不可用暴力,以足跟接触到臀部为度。

（八）叩击足底

1．操作方法　养生推拿师一手握住宾客踝部,另一手半握拳叩击宾客足底,反复操作 3～5 次,如图 4－80 所示。

2．动作要领　叩击用力均匀有节律,叩击后即迅速弹起,以足底有酸胀感为度。

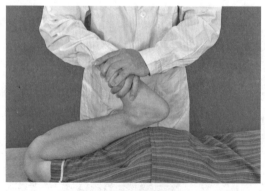
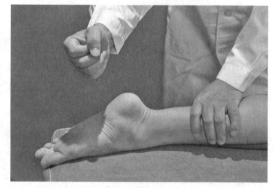

图 4－79　屈膝压踝法　　　　　　　图 4－80　叩击足底

（九）搓擦足底

1．操作方法　养生推拿师一手握住宾客踝部,另一手以手掌面着力于足底,做快速来回的搓擦,反复操作 10～20 次,如图 4－81 所示。

2. 动作要领 擦法时掌面应紧贴足底,用力宜均匀,沉稳深透,动作要快,来回直线运动,以局部有温热感为度。

（十）叩击臀部及下肢部后侧

1. 操作方法 养生推拿师以双手空拳在宾客臀部及下肢部后侧作连续不断的叩击,自上而下,反复操作 3～5 次,如图 4－82 所示。

2. 动作要领 叩击用力均匀,叩击拍打后即迅速弹起,连贯而有节奏,以局部有轻松感为好。

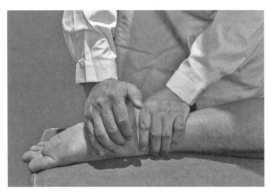

图 4－81 搓擦足底

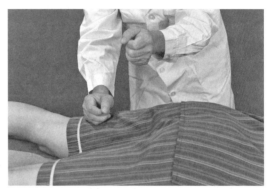

图 4－82 叩击臀部及下肢部后侧

第二节 艾灸方法

一、灸法的概述

以中医理论为指导,用艾绒或其他药物放置在体表的穴位部位上烧灼、温熨,借灸火的温和热力,以及药物的作用,通过经络的传导,起到温通气血,扶正祛邪,达到治疗疾病和预防保健目的的一种外治方法。灸用材料,古今均以艾为主,故重点讲述艾灸法。

二、艾灸的分类

（一）艾炷

将艾绒做成一定大小的圆锥形艾团,称为艾炷。每烧尽一个艾炷称为一壮。艾炷的大小常分为 3 种规格,小炷如麦粒大,用于直接灸;中炷如黄豆大;大炷如蚕豆大,用于间接灸,如图 4－83 所示。灸治时,即以艾炷的大小和壮数的多少来掌握刺激量的轻重。

（二）艾条

艾条是指用艾绒卷成的圆柱形长条,根据艾绒内是否有添加其他药物一般分为清艾条和药艾条,如图 4－84 所示。

（三）温灸器

常用的有温灸盒（箱）和温灸筒,如图 4－85 所示。

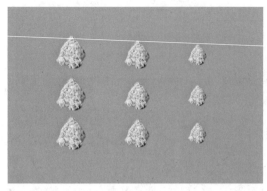

图 4-83 艾炷

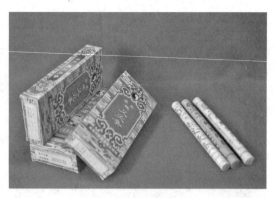

图 4-84 艾条

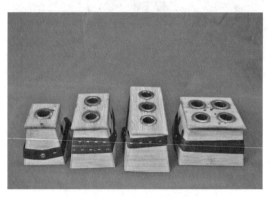

图 4-85 温灸盒

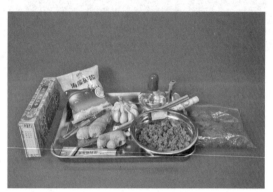

图 4-86 艾灸备用物品

三、施术前准备

（一）物品

根据病情和施术部位的不同选择艾炷、艾条、温灸器，以及生姜、大蒜、盐、附子饼、打火机、酒精灯、镊子等备用物品，如图 4-86 所示。

（二）体位

体位的选择应以施术者能正确取穴、方便操作、受术者舒适持久为原则。尽量采取一种体位而能暴露艾灸所选的腧穴。凡体质虚弱、年老、精神过度紧张和初次艾灸者，尽可能选用卧位。艾灸过程中，嘱受术者不要随意更换体位。艾灸时常用的体位主要有坐位和卧位两种。

1. 坐位

（1）仰靠坐位：适宜于前头、面、颈、胸和上肢的部分腧穴，如图 4-87 所示。

（2）侧伏坐位：适宜于侧头面、侧颈及耳部的腧穴，如图 4-88 所示。

（3）俯伏坐位：适宜于头、项、肩背部和上肢的部分腧穴，如图 4-89 所示。

2. 卧位

（1）仰卧位：适宜于头、面、颈、胸和四肢的腧穴，如图 4-90 所示。

（2）侧卧位：适宜于侧头、侧胸、侧腹、臀部和四肢外侧等的腧穴，如图 4-91 所示。

（3）俯卧位：适宜于头、项、肩、背、腰骶部及下肢后面、外侧等的腧穴，如图 4-92 所示。

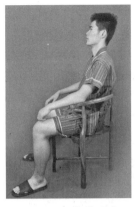
图 4 - 87　仰靠坐位

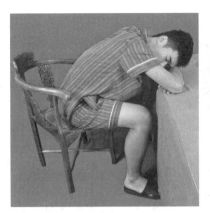
图 4 - 88　侧伏坐位

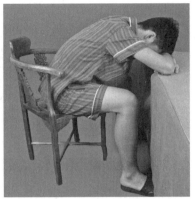
图 4 - 89　俯伏坐位

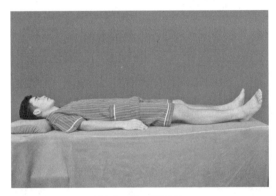
图 4 - 90　仰卧位

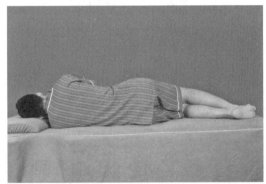
图 4 - 91　侧卧位

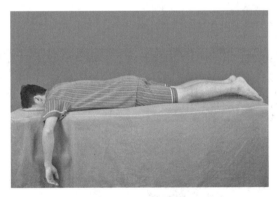
图 4 - 92　俯卧位

（三）施灸顺序

施灸的顺序，临床上常见先灸上部，后灸下部；先灸背部，后灸腹部；先灸头身，后灸四肢；先灸阳经，后灸阴经；先小后大，先少后多。

四、施术方法

（一）艾炷灸

1. 直接灸　是将大小适宜的艾炷，直接放在皮肤上施灸的方法，如图 4 - 93 所示。因把

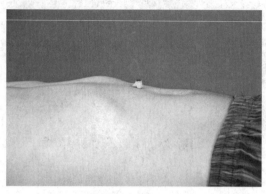

图 4-93　直接灸

艾炷直接放在腧穴所在的皮肤表面点燃施灸,故又称为着肤灸、着肉灸。若施灸时需将皮肤烧伤起泡化脓,愈后留有瘢痕者,称为瘢痕灸;若不使皮肤烧伤化脓,不留瘢痕者,称为无瘢痕灸。

2. 间接灸　是指在艾炷底部垫药物或其他材料,与施灸部位皮肤隔开进行施灸,使艾炷和药物协同发挥作用的方法,故又称隔物灸、间接灸。本法因火力温和,患者乐于接受。常用的有隔姜灸、隔蒜灸、隔盐灸、隔附子饼灸,如图 4-94 至图 4-97 所示。

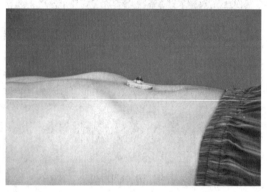

图 4-94　隔姜灸

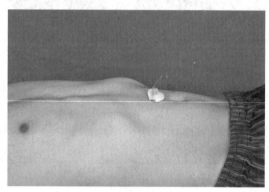

图 4-95　隔蒜灸

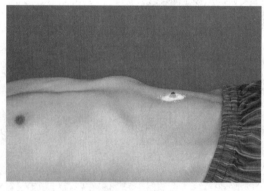

图 4-96　隔盐灸

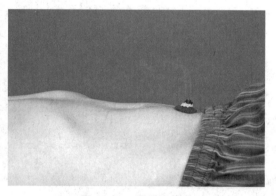

图 4-97　隔附子饼灸

（二）艾条灸

1. 温和灸　将艾条燃着一端,对准应灸的腧穴,距离皮肤 2~3 cm,施术者用右手持艾条,左手将示指、中指置于穴位旁,感受艾条热度,进行熏灸,如图 4-98 所示。

2. 雀啄灸　施灸时,将艾条点燃的一端置于施灸部位的皮肤上方,待出现温热感后,不固定在一定距离,而是像鸟雀啄食一样,一上一下地施灸,如图 4-99 所示。

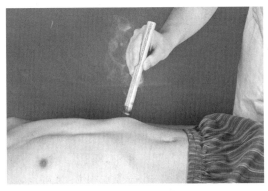

图 4‑98　温和灸

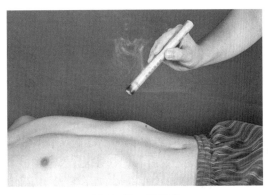

图 4‑99　雀啄灸

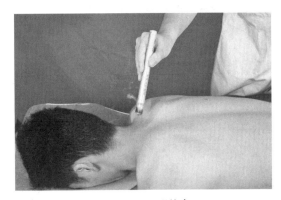

图 4‑100　回旋灸

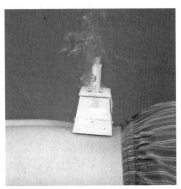

图 4‑101　温灸器灸

3. 回旋灸　施灸时，艾卷点燃的一端与施灸部位的皮肤保持一定的距离，左右移动或反复旋转地施灸，使施灸部位大范围产生温热感而不灼痛，如图 4‑100 所示。

（三）温灸器灸

温灸器是一种专门用于施灸的器具，形式多样，其结构都大同小异，大都底部均有数十个小孔，内有小桶一个，可以装艾条和药物。临床常用的有温灸盒和温灸筒，选择款式合适的艾灸盒，放置艾条点燃后置于受术者相应部位熏灸，如图 4‑101 所示。

五、常用部位的艾灸养生保健方法

根据养生保健目的选取适当的施术部位。常用部位及相应方法有以下几个方面。

（一）缓解慢性疼痛

1. 艾灸部位　肢体（颈肩、腰背、四肢）疼痛取阿是穴；脏腑不适取其相应部位或背俞穴

2. 艾灸方法　可采用艾条熏灸或温灸器灸，时间一般为 20～30 分钟。

（二）温补元阳、健运脾胃、益气延年

1. 艾灸部位　神阙、关元、气海、肺俞、脾俞、肾俞、足三里

2. 艾灸方法　可采用艾条熏灸或温灸器灸，时间一般为 20～30 分钟。

（三）改善脾胃功能

1. 艾灸部位　天枢、中脘、脾俞、胃俞、足三里、丰隆

2. 艾灸方法　可采用艾条熏灸或温灸器灸,时间一般为 20～30 分钟。

（四）改善睡眠

1. 艾灸部位　督脉、背俞穴、涌泉。

2. 艾灸方法　可采用艾条熏灸或温灸器灸,时间一般为 20～30 分钟。

六、施术后处理

艾灸结束后,若皮肤局部落有艾灰应及时清洁,注意保暖。若不慎被烫伤,可局部涂擦芦荟或烫伤膏。灸后若起小水泡,不宜擦破,应任其自然吸收;若起大水泡,可用一次性消毒针头从水泡底刺破,放出水液后,再涂以龙胆紫药水。对于化脓灸者,在灸疮化脓期间,不宜从事重体力劳动,要注意休息,严防感染。若有继发感染,应及时对症处理。

艾灸间隔与施术周期:艾灸间隔按受术者体质或机体状态变化决定,可每天艾灸 20～30 分钟,一般 5～10 天为一个周期。

七、注意事项

（1）艾灸部位宜充分暴露。施灸过程中嘱咐受术者不要随意变动体位,要注意防止艾火脱落烧损皮肤或衣物。

（2）颜面五官、阴部、大血管分布等部位不宜用直接灸;孕妇腹部、腰骶部不宜施灸。

（3）年老者、儿童、体质虚弱及初次接受艾灸者,时间不宜过长,灸量不宜过大。

（4）选用化脓灸时,必须先征得受术者同意。

第三节　拔罐方法

一、拔罐概述

以中医理论为指导,以杯罐为工具,利用热力或其他方法排出其中空气,产生负压,使之吸附于腧穴或患处产生良性刺激,以防治疾病的方法。由于拔罐法作用显著,适应证广,使用安全,操作简便,现在广泛运用于临床和养生保健。

二、罐的种类

罐的种类很多,常用的有玻璃罐、牛角罐、陶罐、竹罐、抽气罐等。

（一）玻璃罐

由玻璃加工制成,其形如球状,下端开口,口小肚大,口边微厚而略向外翻而平滑,常用于火罐法,可分为大、中、小三种型号,如图 4-102 所示。其优点为:质地透明,使用时可以窥测罐内皮肤瘀血、出血等情况,便于随时掌握起罐时间;缺点是容易摔碎。临床使用最多。

（二）牛角罐

亦称"角法"。牛角罐是先秦以来传统的治疗工具。以动物角（多用牛角）为原料,截断牛角,挖去中间的角质,形成空桶,罐口打磨平齐圆滑即可,如图 4-103 所示。优点:便于取材,制作方便简易,经济实惠耐用。吸附力强,易于操作和掌握。牛角本身也是一种名贵的中药材,具有清热解毒、滋阴凉血、降血压、祛风湿等治疗作用。缺点:不宜高温消毒和作其他手法,角质不透明亦不利观察罐内体表变化。

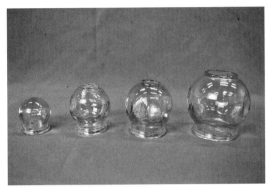

图 4 - 102 玻璃罐

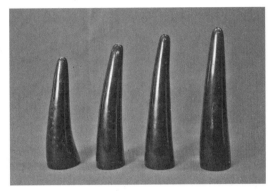

图 4 - 103 牛角罐

(三)陶罐

由陶土烧制而成,罐的两端较小,中间外展,形同腰鼓,常用于火罐法。特点是吸附力强,但因其较重而易于摔碎,现临床极少使用。

(四)竹罐

用坚固的细毛竹制成,一端留节为底、一端为罐口,中间略粗,形同腰鼓,多用于水罐法,如图 4 - 104 所示。其优点是经济易制、取材容易、轻巧价廉、不易破碎;缺点是易燥裂漏气。克服燥裂的方法是:竹罐用 3~7 天后,用清水泡 1~3 小时,甩干再用。在民间应用较广。

(五)抽气罐

抽气罐用玻璃或塑料制成,将抽气机筒与罐嘴对接,将罐扣于体表,抽拉机筒至适宜的负压;有橡皮气球抽气罐,挤压排气球可将气体排出;有电动抽气罐,其负压大小可以调节,且可以连接测压表,随时观察罐内负压,如图 4 - 105 所示。抽气罐易于掌握,可避免烫伤。缺点是没有火罐的温热刺激。便于初学者使用。

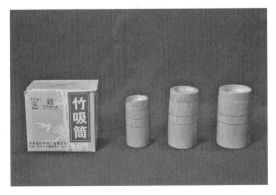

图 4 - 104 竹罐

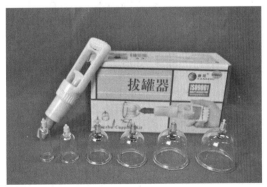

图 4 - 105 抽气罐

三、施术前准备

（一）物品

拔罐前应做好各种应用物品的准备,如各种型号的火罐,以及酒精、棉球、打火机、镊子、纸巾、凡士林等。

（二）体位

体位的选择应以施术者能正确取穴、方便操作、受术者舒适持久为原则,具体要求同灸法。

（三）消毒

1. 罐具　使用后的罐具应先置于流动水下冲洗,有油渍的需清洗干净;用医用酶洗液浸泡 10~20 分钟,浸泡后的火罐用毛刷刷洗、清水冲洗;将清洗后的火罐完全浸泡于有效氯 1 000 mg/L 的含氯消毒液中,加盖,浸泡时间 30 分钟;将消毒后的罐再用清水冲洗干净,干燥保存备用。竹制罐具亦可煮沸消毒。

2. 施术者手指　施术者双手要用肥皂水洗刷干净,方可持罐操作。

3. 施术部位　施术部位应保持清洁。

四、施术方法

（一）吸拔方法

拔罐的方法有很多种,其总的操作要领是,施术者的动作要做到、轻、快、准稳,这样才能使活力足,吸力强。现将常用的拔罐法简介于下。

1. 火罐法(闪火法)　一手用镊子钳夹 95% 酒精棉球并点燃,另一手握住罐体,罐口朝下,将点燃的酒精棉球在罐内中段绕 1~3 圈或稍作短暂停留后再抽出,迅速将火罐扣在应拔部位上,即可吸住,如图 4-106 所示。此法较为安全,又不受体位的限制,临床最为常用。

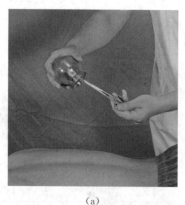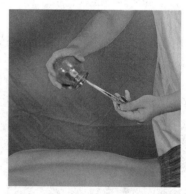

(a)　　　　　　　　　　　　　(b)

图 4-106　火罐法(闪火法)

2. 水罐法　将竹罐放入中药液或壮瑶药液内煮沸 3~10 分钟,然后用镊子将罐倒置(罐口朝下)夹起,迅速用干毛巾捂住罐口片刻,以吸去罐内的水液或中药液,降低罐口温度,但保持罐内热气,趁热迅速将罐扣在应拔部位上,然后轻按罐具 30 秒左右,让其吸牢。本法操作要求较高,壮医药罐疗法集刺络、拔罐、热疗、药疗于一身,疗效显著,为众多医家所推崇。

3. 抽气罐法　先将抽气罐紧扣在施术部位,然后再用抽气筒将罐内的部分空气抽出,使其吸拔于皮肤上,如图4-107所示。本法操作简便易懂,适合保健场所及家庭使用。

（二）应用方法

1. 单罐　即单罐独用,适用于病变范围较小处或压痛点,可按病变范围的大小,选用适当口径的火罐,如图4-108所示。如胃痛可在中脘穴处拔罐,预防感冒可在大椎穴处拔罐。

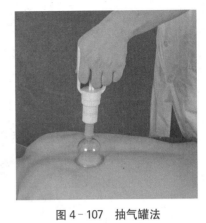

图4-107　抽气罐法

2. 多罐　即一次拔数个火罐。适用于病变范围较广泛的疾病,可按病变部位的解剖形态等情况,酌情拔罐。如某一肌束劳损时可按肌束的位置成行排列吸拔多个火罐,称为"排罐法",如图4-109所示。

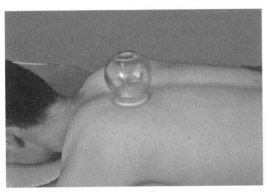

图4-108　单罐

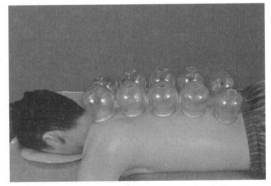

图4-109　多罐

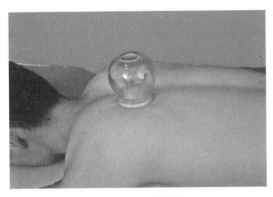

图4-110　留罐法

3. 留罐法　又称"坐罐",即拔罐后留置一定的时间,待拔罐部位的皮肤出现充血、瘀血时,再将罐取下,如图4-110所示。这是最常用的一种方法,一般疾病均可应用。留罐时间可根据年龄、体质、部位、保健目的等情况而定,一般为5～15分钟。若为夏季及肌肤浅薄处,或罐大吸拔力强时,应减少留罐时间,以防起泡,损伤皮肤。

4. 闪罐法　用闪火法将罐吸拔于应拔部位,立即起下,再拔再起,如此反复多次,直至局部皮肤潮红为度,如图4-111所示。

操作时动作要迅速而准确,必要时也可在闪罐后留罐。此方法适用于不宜留罐的患者,如小儿、年轻女性的面部,以及肌肉松弛、吸拔不紧的部位,多用于局部皮肤麻木、疼痛或功能减退等虚证性疾患。

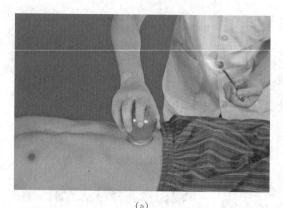
(a)

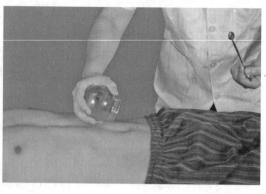
(b)

图 4-111 闪罐法

5. 走罐法 亦称推罐、拉罐,选择罐口平滑的罐,先在罐口涂凡士林等润滑剂,也可在施罐部位皮肤上涂抹润滑剂。待用罐吸拔后,一手可固定拔罐部位的皮肤,另一手握住罐体,略用力将罐向上下、左右或循经,往返推动数次,直至皮肤潮红至走罐部位皮肤潮红或紫红为度,如图 4-112 所示。推罐时应用力均匀,以防止罐具漏气脱落。此法适宜于面积较大,肌肉丰厚而平整的部位,如脊背、腰臀、大腿等部位。此法多用于急性热病、风寒湿痹、瘫痪麻木、肌肉萎缩等症。

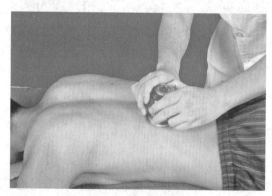
图 4-112 走罐法

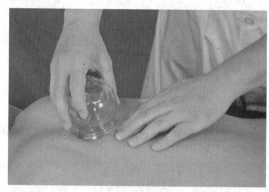
图 4-113 起罐法

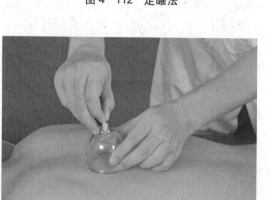
图 4-114 抽气罐起罐法

（三）起罐方法

1. 一般方法 一手握住罐体腰底部稍倾斜,另一手拇指或示指按压罐口边缘的皮肤,使罐口与皮肤之间产生空隙,空气进入罐内,即可将罐取下,如图 4-113 所示。

2. 抽气罐的起罐方法 提起抽气罐上方的塞帽使空气注入罐内,罐具即可脱落,如图 4-114 所示。也可用一般方法起罐。

3. 水罐的起罐方法　应先将拔罐部位适当倾斜,并在低于罐口处放置适量干棉球后,再用一般方法起罐。

五、施术后的处理

(1)拔罐后局部皮肤呈红晕或紫绀色为正常现象,一般无需做特殊处理会自行消退。瘀斑严重者,下次不宜在原处再拔罐。

(2)如留罐时间过长,皮肤起水泡者,避免擦破,应任其自然吸收;若水泡过大者,可用一次性消毒针头从水泡底部刺破,放出水液后,再涂以龙胆紫药水。若皮肤破损应给予常规消毒,并用无菌敷料覆盖。

六、拔罐间隔与施术周期

拔罐间隔按受术者机体状态变化和施术局部皮肤颜色变化情况决定。对同一部位的拔罐一般间隔为1～2天,要等前一次拔罐瘀斑消退后再拔下一次,5次为一疗程。休息3～5天,接着拔下一个疗程。

七、拔罐部位及临床应用

根据保健目的选取适当的施术部位。常用部位为具有保健作用的相关腧穴,以及肌肉丰厚处。常用部位及相应方法有以下几个方面。

(一)缓解慢性疼痛

1. 拔罐部位　肢体(颈肩、腰背、四肢)疼痛取阿是穴;脏腑不适取其相应的背俞穴。

2. 拔罐方法　可采用留罐法,留罐时间一般为5～15分钟,若疼痛部位面积较广,可采用排罐法,排罐法留罐时间为5～15分钟。

(二)预防感冒

1. 拔罐部位　大椎、肺俞、风门、孔最等及背部膀胱经循行处。

2. 拔罐方法　可采用闪罐法,频率为10～30次/分钟,操作3～5分钟;闪罐后可留罐10～20分钟。

(三)改善过敏体质

1. 拔罐部位　神阙、风门、肺俞、脾俞穴、足三里。

2. 拔罐方法　神阙穴可采用闪罐法,频率为10～30次/分钟,操作3～5分钟;余穴可采用留罐法,留罐时间一般为10～20分钟。

(四)缓解疲劳

1. 拔罐部位　背腰部膀胱经循行处、疲劳酸痛处、肩井穴。

2. 拔罐方法　可采用排罐法、走罐法或留罐法。排罐法留罐时间一般为10～20分钟;走罐时间为5分钟。

(五)肥胖症

1. 拔罐部位　天枢、中脘、关元、石门、足三里、阴陵泉、丰隆、三阴交、箕门、肥胖部位。

2. 拔罐方法　肥胖部位可采用闪罐法,频率为10～30次/分钟,操作3～5分钟;余穴可采用留罐法,留罐时间为10～20分钟。

八、注意事项

（1）拔罐部位宜充分暴露，拔罐动作要稳、准、轻、快，注意安全。应用火罐法时，用于燃火的酒精棉球，不可吸含酒精过多，以免火源落下烫伤皮肤和烧坏衣物。

（2）拔罐时受术者体位要适当，要选取肌肉丰满的部位。根据拔罐部位的不同，可选用大小合适的火罐，使用前应检查罐口是否平整、光滑，竹罐要检查是否有裂缝，以免漏气。

（3）拔罐时，嘱咐受术者不要变更体位，以免罐具脱落。拔罐数目多时，每罐之间不宜过近，以免牵拉皮肤发生疼痛或罐具脱落。应用走罐时，避免在骨突处推拉，以免损伤皮肤。

（4）面部及双肩、咽区、前胸区等易暴露部位，需向受术者说明可能会留下罐斑，在征得其同意后方可拔罐，并注意留罐时间不宜过长。

（5）年老者、儿童、体质虚弱及初次接受拔罐者，拔罐数量宜少，留罐时间宜短。

（6）局部皮肤如有毛发、皱褶、过敏、水肿、溃疡和大血管处，以及高热抽搐、出血倾向的疾病均不宜拔罐。孕妇的腹部和腰骶部不宜拔罐。

第四节　刮痧方法

一、刮痧概述

是以中医基础理论为指导，利用特制的器具在身体局部皮肤上进行刮拭，使局部皮肤充血出痧，从而起到改善局部微循环，疏通活络、调和营血、活血化瘀等作用，达到扶正祛邪、保健强身的目的的一种外治法。

二、刮痧器具

刮痧法可使用的工具种类很多，边缘光滑、厚薄适中、大小适中的硬物均可作为刮痧的工具，如苎麻、麻线、棉纱线团；铜钱、银元、硬币；纽扣、瓷调羹、木梳背；檀香或沉香木刮板、水牛角板等。另外，还有清水、食用油、凡士林膏、润肤剂及正红花油等辅助材料。

（一）按材质分类

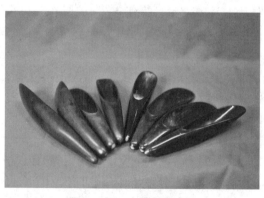

图4-115　水牛角刮痧板

1. 水牛角刮痧板　采用天然水牛角加工制成，如图4-115所示，具有清热、解毒、化瘀、消肿的作用。

2. 砭石刮痧板　采用特殊的砭石加工制成，如图4-116所示，具有镇惊、安神、祛寒的作用。

3. 陶瓷刮痧板　采用陶瓷材料烧制而成，具有耐高温、防静电的特点。

4. 玉石刮痧板　采用玉石材料加工而成，如图4-117所示，具有清热、润肤、美容的作用。

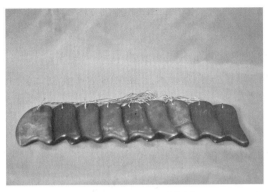
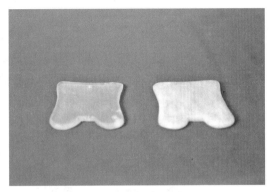

图 4-116　砭石刮痧板　　　　　　　　图 4-117　玉石刮痧板

（二）按形状分类

1. 椭圆形刮痧板　呈椭圆形或月圆形，边缘光滑，宜用于人体脊柱双侧、腹部和四肢肌肉较丰满部位刮痧，如图 4-118 所示。

2. 方形刮痧板　一侧薄而外凸为弧形，对侧厚而内凹为直线形，呈方形，宜用于人体躯干、四肢部位刮痧，如图 4-119 所示。

3. 缺口形刮痧板　边缘设置有缺口，以扩大接触面积，减轻疼痛，宜用于手指、足趾、脊柱部位刮痧，如图 4-120 所示。

4. 梳形刮痧板　呈梳子状，可以保护头发，宜用于头部刮痧，如图 4-121 所示。

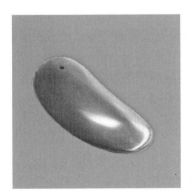
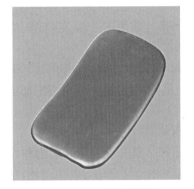

图 4-118　椭圆形刮痧板　　　　　　　图 4-119　方形刮痧板

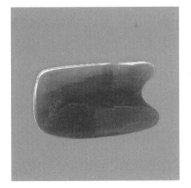
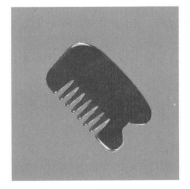

图 4-120　缺口形刮痧板　　　　　　　图 4-121　梳形刮痧板

三、刮痧介质

刮痧时涂抹在刮拭部位的润滑护肤增效制剂,根据不同疾病和病人体质,选择不同功效的介质,既可以润滑又能被皮肤吸收,提高疗效,如图 4-122 所示。常用的刮痧介质有以下两类。

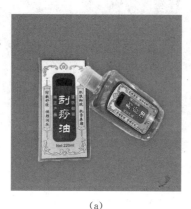
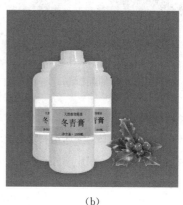

（a）　　　　　　　　　　　　　　　　　（b）

图 4-122　刮痧介质

（一）液体类

1. 水剂　用凉开水或温开水作刮痧介质。治疗热证时用凉开水,治疗寒证时用温开水。

2. 植物油　采用花生油、芝麻油、菜籽油、橄榄油等植物油作为介质。主要起到润滑和保护皮肤的作用。

3. 特制刮痧剂　一般有刮痧油、刮痧活血剂、活血润滑剂等,主要由多种天然芳香植物或中药材与植物油经提炼、浓缩调配而成。具有活血化瘀、祛风散寒、行气止痛、促进出痧等作用。

（二）膏体类

1. 凡士林　是一种烷系烃或饱和烃类半液态的混合物,又称为矿脂,由石油分馏后制得。医用凡士林是具有一定的拉丝性,拉丝甚短的均匀软膏状物质,它不亲水、不会被吸收,涂抹在皮肤上能在其表面形成一层膜,使水分不易蒸发散失,可以保持皮肤为湿润状态,主要起到润滑和保护皮肤的作用。

2. 冬青膏　由冬青油、薄荷脑、凡士林和少许麝香配置而成,具有温经散寒和润滑作用。

3. 特制刮痧乳膏剂　将具有活血化瘀、通络止痛、芳香开窍等作用的中药材提取物制备成乳膏剂使用。

四、施术前的准备

（一）物品

据施术部位的不同,选择相应的刮痧器具。主要有刮痧板、刮痧介质、清洁用纸,以及消毒用的酒精和棉球等。

（二）部位

选取刮痧部位以经脉循行为主,常刮部位有头、颈、肩、背、腰及四肢等。施术部位应尽量暴露,便于操作。

（三）体位

根据施术部位和受术者的体质,选择受术者舒适持久、术者便于操作的体位。常用的保健刮痧体位有以下几种。

1. 坐位　可分为仰靠坐位、侧伏坐位和俯伏坐位,具体见灸法。一般适用于头面部、颈项部、肩部、背部和上肢部位的刮痧。

2. 仰卧位　适用于头面部、胸腹部、上肢内侧和下肢前、内、外侧部位的刮痧,尤其适用于老年人、妇女和全身刮痧者。

3. 侧卧位　适用于侧头、侧胸、侧腹、臀部和四肢外侧等部位的刮痧。

4. 俯卧位　适用于头后部、颈部、肩背、腰臀部和下肢内、外、后侧部位的刮痧。

（四）消毒

1. 刮痧板　使用后的刮痧板应先置于流动水下冲洗,有油渍的需清洗干净;用医用酶洗液浸泡 10～20 分钟,浸泡后的刮痧板用清水冲洗;将清洗后的刮痧板完全浸泡于有效氯 1 000 mg/L 的含氯消毒液中,加盖浸泡时间 30 分钟;将消毒后的刮痧板再用清水冲洗干净,干燥保存备用。

2. 施术者手指　施术者双手要用肥皂水洗刷干净,方可持刮痧板操作。

3. 施术部位　施术部位应保持清洁。

五、施术方法

（一）持刮痧板方法

根据所选刮痧板的形状和大小,使用便于操作的握板方法。一般为单手握板,将刮痧板放置于掌心,一侧由拇指固定,另一侧由其余四指固定。刮痧时利用指力、腕力和臂力,使刮痧板与其移动方向成 40°～60°夹角,如图 4-123 所示。治疗病症时使用薄的一侧刮拭,养生保健时使用其厚的一侧刮拭。

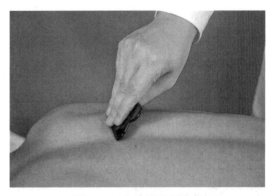

图 4-123　持刮痧板方法

（二）顺序

保健刮痧选择部位顺序的总原则为:先头面后手足,先胸腹后背腰,先上肢后下肢,逐步按顺序刮拭。

（三）方向

总原则为由上向下,由内向外,应单方向刮拭,尽可能拉长刮拭距离。头部宜采用梳头或放射法;面部应由里向外、由下向上刮拭;胸部正中应由上向下,肋间则应由内向外;背部、腰部、腹部则应由上向下,逐步由里向外扩展;四肢宜向末梢方向刮拭。

（四）刮痧手法

1. 直线刮法　又称直板刮法。用刮痧板在体表进行有一定长度的直线刮拭,如图

4－124 所示。此法宜用于身体比较平坦的部位,如背部、胸腹部、四肢部。

2. 弧线刮法　刮拭方向呈弧线形,刮拭后体表出现弧线形的痧痕,操作时刮痧方向多循肌肉走行或骨骼结构特点而定,如图 4－125 所示。此法宜用于胸背部肋间隙、肩关节和膝关节周围等部位。

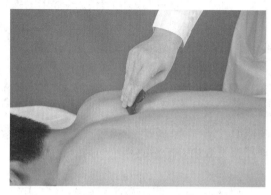

图 4－124　直线刮法

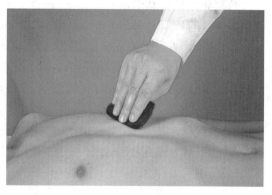

图 4－125　弧线刮法

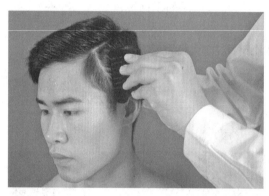

图 4－126　梳刮法

3. 梳刮法　使用刮痧板或刮痧梳从前额发际处及双侧太阳穴处向后发际处做有规律的单方向刮拭。刮痧板或刮痧梳与头皮成 45°角,动作宜轻柔和缓。如梳头状,如图 4－126 所示。此法宜用于头痛、头晕、疲劳、失眠和精神紧张等。

4. 点压法　又称点穴法,用刮痧板的边角直接点压体表经络穴位处,力量逐渐加重,以受术者能承受为度,保持数秒后抬起,重复操作 5～10 次,如图 4－127 所示。此法宜用于肌肉丰满处的穴位,或刮痧力量不能深达,或压痛明显的穴位。

5. 弹拨法　用刮痧板的一边或较突出的边角着力于条索状筋结处或特定的穴位处,做弹拨手法。每个部位宜弹拨 5～10 次,如图 4－128 所示。此法可用于拨散经络瘀滞部位。

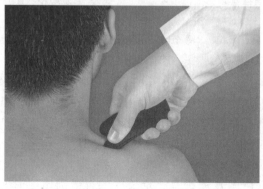

图 4－127　点压法

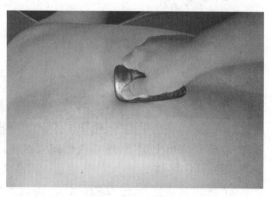

图 4－128　弹拨法

六、常用部位的保健刮痧方法

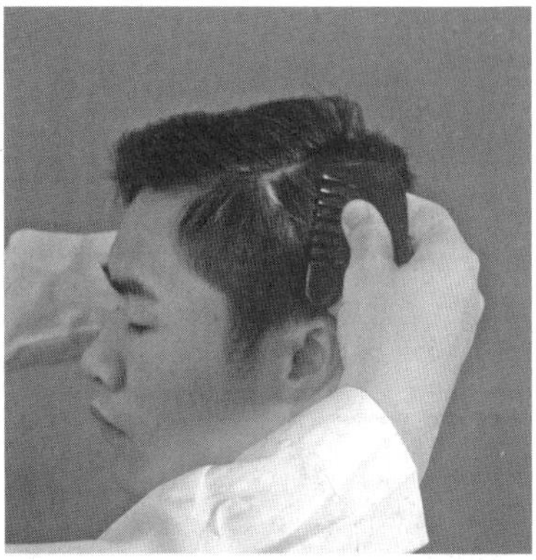

（一）头部

"头为诸阳之会"，头部分布有督脉穴、膀胱经穴、胆经穴、胃经穴等。头部要穴有百会、风府、风池、头维、率谷等。头部刮拭五条线，中线为正中线从前发际至后发际，左、右第一侧线为左、右目正中线自前发际至后发际的侧线，左、右第二侧线为侧头部曲鬓穴→率谷穴→完骨穴，均由前发际向后发际方向刮拭，每个部位刮拭 20～30 次为宜，如图 4-129 所示。

图 4-129　头部刮痧方法

（二）面部

面部分布有督脉穴、任脉穴、膀胱经穴、胃经穴、大肠经穴等。面部要穴有印堂、太阳、精明、迎香、颊车、听宫、人中等。面部手法宜轻柔，避免出痧影响美观。刮拭前额，从印堂至神庭穴，再到太阳穴；眼眶周围，由里向外刮拭；刮拭面颊，从鼻子侧部至面颊外侧刮拭，至太阳穴；口周，从上唇中至嘴角两侧、下唇至嘴角两侧；下颌部，由下巴分左右刮拭至面颊再到耳前。每个部位刮拭 10～20 次为宜，如图 4-130 所示。

（三）颈项部

为任脉、督脉、膀胱经、胃经、大肠经、胆经、三焦经、小肠经循行分布区，是治疗头面部、颈肩部病症的必刮区。重点穴位有风府、风池、大椎、天突等。分为四路刮拭，颈部前正中线廉泉穴至天突穴为前路，从风池穴经颈部至肩井穴为左、右两路，项后正中线从风府穴至大椎穴为后路。先自上而下刮拭前路，再由内而外地刮拭左、右两路，后自上而下刮拭后路。每一部位刮拭 20～30 次为宜，如图 4-131 所示。

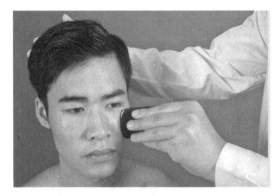

图 4-130　面部刮痧方法

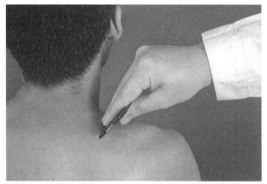

图 4-131　颈项部刮痧方法

（四）胸胁部

为任脉、肾经、胃经、肺经、脾经、肝经及胆经的循行分布区，刮拭胸胁部经脉穴位可治疗肺、心、肝、胆等器官的病症。用直线刮法从上向下轻刮胸部正中任脉，从天突穴向下刮至剑突处；用弧线刮法由正中线任脉向两侧腋中线刮拭，即沿肋骨方向向外侧刮拭，每一侧刮拭 20～30 次为宜，如图 4-132 所示。

（五）腹部

为任脉、肾经、胃经、脾经、肝经的循行分布区。重点穴位有中脘、天枢、关元、气海等，腹腔内有肝、胆、脾、胃、肾、大肠、小肠等重要器官。腹部刮拭五条线，腹正中线、距腹正中线左右旁开两横指、距腹正中线左右旁开四横指。从腹部正中线开始，按顺序自上而下地向两侧刮拭，能调整和改善消化系统及泌尿生殖系统功能，达到强身健体目的，每个部位刮拭20～30次为宜，如图4-133所示。

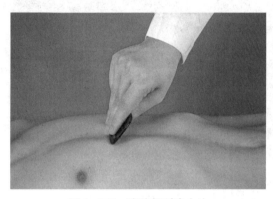
图4-132 胸胁部刮痧方法

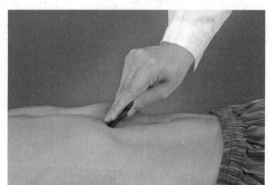
图4-133 腹部刮痧方法

（六）上肢部

上肢外侧为手三阳经循行分布区，上肢内侧为手三阴经循行分布区，重点穴位有肩髃、尺泽、曲池、手三里、内关、外关、合谷、劳宫等。上肢外侧分前缘、中间、后缘三条线，均由手指背侧开始刮拭至肩部，如图4-134所示；上肢内侧分前缘、中间、后缘三条线，均由肩部开始刮拭至手指内侧部，如图4-135所示，每条线刮拭20～30次为宜。

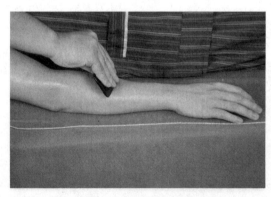
图4-134 上肢部刮痧方法（外侧）

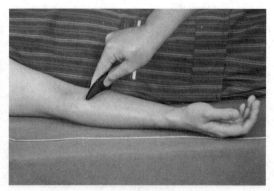
图4-135 上肢部刮痧方法（内侧）

（七）下肢部

下肢前侧为足阳明胃经循行分布区，外侧为足少阳胆经循行分布区，后侧为足太阳膀胱经循行分布区，内侧为足三阴经循行分布区，重点穴位有环跳、承扶、委中、承山、风市、阳陵泉、梁丘、血海、阴陵泉、足三里、丰隆、三阴交等，刮拭下肢经脉穴位可治疗胃、脾、肝、肾等器官的病症及保健强身作用。下肢外侧分前缘、中间、后缘三条线，均由髋关节开始刮拭至足趾部,如图 4-136 所示;下肢内侧分前缘、中间、后缘三条线,均由足趾(足心)开始刮拭至腹股沟部,如图 4-137 所示。一般外侧手法稍重,内侧手法轻柔。每条线刮拭 20~30 次为宜。

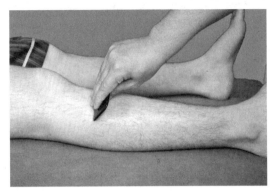
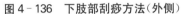
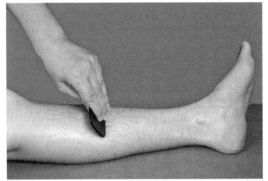

图 4-136　下肢部刮痧方法(外侧)　　　　图 4-137　下肢部刮痧方法(内侧)

（八）肩胛部

为胆经和手三阳经循行分布区,是治疗颈肩部病症主要刮拭区。重点穴位有肩井、秉风、天宗等。一般围绕肩胛骨进行刮拭:用弧线刮法刮拭大椎穴→肩井穴→肩髃穴,用直线刮法刮拭大杼穴→风门穴→膈俞穴,用弧线刮法刮拭膈关穴→天宗穴→肩贞穴,每个部位刮拭 20~30 次为宜,如图 4-138 所示。

（九）背腰骶部

为督脉和膀胱经循行分布区,分布有五脏六腑的背俞穴,是保健强身和治疗心身疾病的必刮部位。背腰骶部分为上、中、下三部和左、中、右三线,大椎穴(第 7 颈椎棘突下)至至阳穴(第 10 胸椎棘突下)之间为上部,该部是肺、心、胸和背部疾病的必刮区,如图 4-139 所示;至阳穴(第 10 胸椎棘突下)至命门穴(第 2 腰椎棘突下)为中部,该部是强身保健和治疗肝、胆、脾、胃、三焦、肾病和背下部、腰部病症的必刮区,如图 4-140 所示;命门穴(第 2 腰椎棘突下)至长强穴(尾骨尖下方)为下部,该部是治疗大肠、小肠、泌尿生殖系统病症与腰骶部病症的必刮区,如图 4-141 所示。督脉为中线,其左侧旁开两横指为左线,其右侧旁开两横指为右线。操作时,用直线刮法先自上而下、由内向外分部刮拭上、中、下三部。后自上而下,由中向外分部刮拭中左右三线,每个部位刮拭 20~30 次为宜。

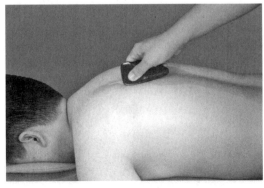
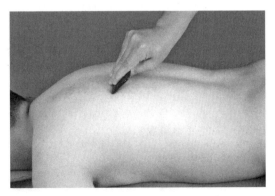

图 4-138　肩胛部刮痧方法　　　　　图 4-139　背腰骶部刮痧方法(上部)

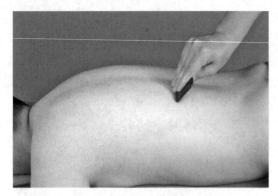
图 4－140　背腰骶部刮痧方法（中部）

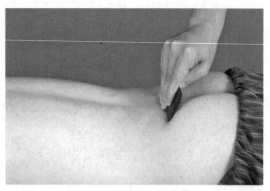
图 4－141　背腰骶部刮痧方法（下部）

七、施术后的处理

保健刮痧后应用干净纸巾、毛巾将刮拭部位的刮痧介质擦拭干净。刮拭后皮肤出现潮红、紫红色等颜色变化，或出现粟粒状红点，或片状、条索状斑块等形态变化，称此现象为痧或痧象，都是刮痧的正常反应，数天后即可自行消失，一般不需进行特殊处理。结束后，宜饮一杯温开水，休息 10～20 分钟。两次保健刮痧之间宜间隔 3～5 天，或以皮肤上痧退、手压皮肤无痛感为宜，若刮痧部位的痧象未退，不宜在原部位进行刮拭。

八、注意事项

（1）刮痧部位宜充分暴露。刮拭力度应先轻后重，以使受术者逐渐适应。年迈体弱、儿童、对疼痛较敏感的受术者，刮拭力度宜轻。

（2）刮痧时应避风，注意保暖。刮痧后不宜即刻食用生冷食物，刮痧后 2 小时以内忌洗凉水澡。

（3）刮拭五官颜面等暴露部位，需向受术者说明，刮痧后有可能短期会留下出痧的表现，影响美观，征得同意后方可刮拭。

（4）由于病症轻重的不同，出现的痧象的程度也不同。轻者呈微红点状或片状，重者则呈紫红点状或块状，乃至暗紫色血泡刮痧。而无病健康之人多不出现痧。对于不出痧或出较少的人，不要强求出痧。

（5）有出血倾向疾病、皮肤病、皮损、传染病、水肿等不宜刮痧。孕妇的腹部、腰骶部及活血通经的腧穴不宜刮痧。

（6）醉酒、过饥、过饱、过渴、过度疲劳者，不宜立即刮痧。

第五章　常用壮瑶医药康养人才适宜技术

本章彩图

第一节　壮医药线点灸疗法

一、概述

壮医药线点灸疗法是壮医药的重要组成部分,有着丰富的内容和独特的操作规范。由于具有简、便、廉、验的优点,千百年来,壮医药线点灸疗法在壮族民间广为流传、经久不衰,至今仍是临床治病的有效方法和手段之一。壮医药线点灸就是用苎麻线经中药炮制后点燃,直接灼灸患者体表的特定穴位或部位,以达到治疗疾病的目的一种疗法。

二、常用腧穴

壮医药线点灸腧穴除传统的中医针灸腧穴外,尚有一部分特殊腧穴,现简述如下。

1. 梅花穴　根据局部肿块的形状和大小,沿其周边和中部选取一组穴位,此组穴位呈梅花形,故名梅花穴。适用于治疗外科及内脏肿块性疾病。

2. 莲花穴　根据局部皮肤病损的形状和大小,沿其周边及病损部位选取一组穴位,此组穴位呈莲花形,故名莲花穴。适用于治疗一般癣类和皮疹类疾病。

3. 葵花穴　根据局部皮肤病损的形状和大小,沿其周边及病损部位选取一组穴位,此组穴位呈葵花形,故名葵花穴。适用于治疗比较顽固的癣类和皮疹类疾病。

4. 结顶穴　淋巴结附近或周围发生炎症,引起局部淋巴结肿大,取肿大的淋巴结顶部为穴。

5. 长子穴　皮疹类疾病,取首先出现的疹子或最大的疹子为穴。

6. 关常穴　取各关节部常用穴位,如膝关节部的膝眼(犊鼻)等。

7. 痔顶穴　取外痔顶部为穴。

8. 鼻通穴　在鼻梁两侧突出的高骨处取穴。

9. 下迎香穴　在迎香与巨髎连线的中点处取穴。

10. 启闭穴　在鼻孔外缘直下与唇边的连线,鼻孔外缘与口角的连线,及唇边线组成的三角形中心处取穴。

11. 东风穴　正当颏三角之颌下淋巴结肿胀处取穴。

12. 新设穴　在风池穴直下,第4颈椎旁开约3.3 cm,斜方肌外侧凹陷处取穴。

13. 止吐穴　在鸠尾和膻中连线的中点处取穴。

14. 脐周四穴 以脐中(神阙)为中心,旁开1.5寸,上下左右各取1穴,共4穴。配套应用,治胃肠疾病。

15. 下关元穴 前正中线上,在脐下3.5寸,关元穴下0.5寸处取穴。

16. 膀胱3穴 在尿液潴留而隆起的膀胱上缘取左、中、右3穴。主治尿潴留。

17. 上长强穴 在长强穴上方凹陷中央处取穴。

18. 肩前穴 垂臂,在腋前皱襞顶端与肩髃穴连线的中点取穴。

19. 臂肌穴 在上臂外侧三角肌下中央处取穴。

20. 拇宣穴 在两手拇指尖端,距指甲约0.5寸处取穴。

21. 燕口 两拇指相对,指尖处取穴。

22. 外鱼际穴 在第1掌骨上,当翘起拇指时显示出的凹陷处取穴。

23. 食背穴 在手背,当示指本节关节的中点取穴。

24. 食魁穴 在手背,当示指次节关节的中点取穴。

25. 中背穴 在手背,当中指本节关节的中点取穴。

26. 无魁穴 在手背,当无名指次节关节的中点取穴。

27. 外劳宫穴 在手背,与劳宫穴相对处取穴。

28. 趾背穴 在足蹬趾本节背侧关节处取穴。

29. 十六路总火穴 是治疗夹色症危重患者的一组特定穴位。

这些穴位包括攒竹、头维、风池、中冲、足三里,除此之外还有以下几种穴位:一是翼唇穴,在鼻翼至上唇垂直连线中点处取穴;二是背八穴,从风门至大肠俞连线平分为5等分,两等分交界处取1穴,每边4穴,共8个穴位;三是甲角穴,在蹬趾指甲外侧旁开赤白肉际处取穴,左右各1穴位;四是肘凹穴,在肘后尺骨鹰嘴后方凹陷处取穴。

三、取穴原则

壮医药线点灸取穴原则为"寒手热背肿在梅,痿肌痛沿麻络央,唯有痒疾抓长子,各疾施灸不离乡。"具体包括以下几个方面。

(1)凡畏寒发冷的疾患,选取手部穴位为主。

(2)凡发热体温升高的疾患,选取背部穴位为主。

(3)凡肿块取局部梅花穴,癣及皮疹类疾患取局部莲花或葵花穴。

(4)凡痿废瘫痪诸症,选取该痿废瘫痪的肌肉处的穴位为主。

(5)凡痛症,选取痛处及邻近穴位为主。

(6)凡麻木不仁症,选取该部位经络中央点为主。

(7)凡瘙痒诸症,取先痒部位的穴位,最先出现的疹子或最大的疹子为主。

四、点灸前的准备

进行药线点灸前,首先要做好以下五个方面的准备工作。

1. 备好火源 备好打火机(火柴)、酒精灯(蜡烛或煤油灯),但不宜使用含有有毒物质的火源,如蚊香等。

2. 备好药线 壮医药线是采用苎麻搓成并经过贵重药物溶液浸泡加工制成的。凡备用的药线宜用深色的瓶子密封存放,放置阴暗干燥处,如图5-1所示。避免放在高温或靠近火炉的地方,也不宜让阳光曝晒或强光照射,不宜频繁打开瓶盖,同时应防止受潮发霉,以免影响疗效。药线准备遵照应掌握"用多少准备多少"的原则。

药线大小分为三种:一号药线,直径为1 mm,适用于灼灸皮肤较厚处的穴位与治疗癣类疾病,以及在冬季使用;二号药线,直径为0.7 mm,是最常用的一种,适用于各种病症;三号药线,直径为0.25 mm,适用于灼灸皮肤较薄处的穴位及小儿灸治。

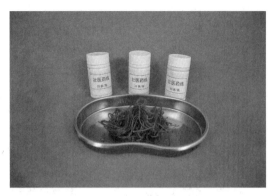

图5-1　壮医药线

3. 选好体位　一般宜选用坐位或卧位,使施灸穴位充分显露,力求患者舒适,避免采用强迫体位。

4. 耐心解释,消除顾虑　对首次接受治疗的患者,要耐心解释药线点灸的注意事项。壮医药线点灸是种既古老又新鲜的疗法,多数人不了解,必须耐心对待患者,把注意事项全面详细地向患者说明,以消除患者的顾虑,使患者能更好地配合治疗。

5. 明确诊断,合理处方　抱着对患者高度负责的严肃态度,认真询问病史和自觉症状,一丝不苟地进行体格检查及相关的生化或影像检查,明确诊断,合理处方。

五、操作方法

药线点灸的操作方法按照操作步骤不同可分为药线点灸常规操作手法和药线点灸非常规操作手法。

(一)常规操作手法

药线点灸常规操作手法主要分整线、持线、点火、收线、施灸五个步骤进行。

1. 整线　是把经药液浸泡后已松散的药线搓紧、拉直,如图5-2和图5-3所示。整线不仅可使火力集中,也可减轻患者施灸的疼痛。

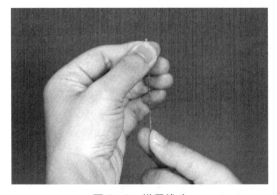

图5-2　搓紧线头

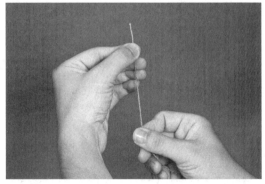

图5-3　搓紧、拉直药线

2. 持线　持线是用右手示指和拇指指尖相对,持药线的一端,露出线头1~2 cm。露出的线头不能太短或太长,太短容易烧着术者的手指,太长不方便施灸操作,如图5-4所示。

3. 点火　点火是将露出的线端在灯火上点燃,如有火苗必须抖灭,只需线头有圆珠状炭火星即可,如图5-5所示。注意药线的火苗必须轻柔地抖灭,不能用嘴巴吹灭。

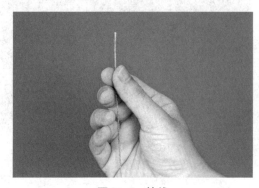
图5-4　持线

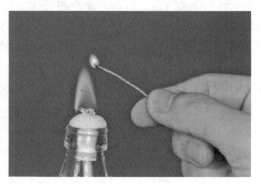
图5-5　点火

药线点燃后,一般会出现四种火候:①明火,即有火焰,如图5-6所示;②条火,即火焰熄灭后留下一条较长的药线炭火,不带火焰,如图5-7所示;③珠火,即条火停留后,逐渐变小至线头呈圆珠状炭火星,如图5-8所示;④径火,即珠火停留过久,逐渐变小,只有半边炭火星,如图5-9所示。在以上四种火候中,只有珠火能够使用,其他三种火候不宜使用。若使用明火点灸,极易烧伤皮肤,出现水泡;使用条火施灸,很难对准穴位,火力太强容易烫伤皮肤;使用径火施灸,药效及热量均不足,效果欠佳。因此必须使用珠火点灸,以线端火星最旺时为点灸良机,以留在穴位上的药线炭灰呈白色为效果最好。

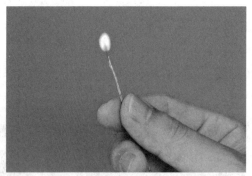
图5-6　明火

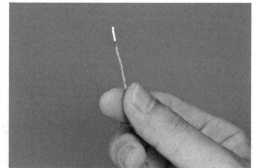
图5-7　条火

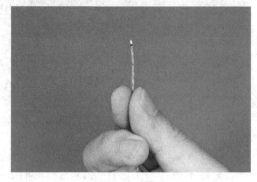
图5-8　珠火

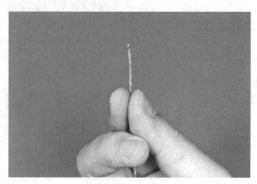
图5-9　径火

4. 收线　持线手的小指先固定药线,中指和无名指再扣压药线,药线往回收的同时拇指适当往前伸,示指指尖与拇指指腹相对,露出线端 0.5 cm 即可,注意线头不能超出拇指的指尖,如图 5-10 所示。

5. 施灸　将持线的手固定在要施灸的穴位旁,线头炭火星对准穴位,当线头炭火星变为圆珠状炭火星时,顺应手腕和拇指的屈曲动作,拇指指腹稳重而敏捷地将珠火点按在穴位上,如图 5-11 所示。一按火灭即起为 1 壮,一般每穴灸治 1～3 壮。

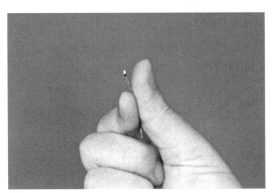

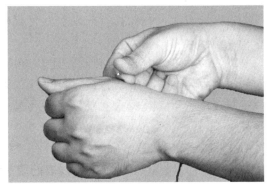

图 5-10　收线　　　　　　　　　　　　图 5-11　施灸

药线点灸操作的关键是顺应手腕和拇指的屈曲动作,拇指指腹稳重而又迅速敏捷地将火星线头向下扣压碰到穴位表面即行熄灭。

（二）非常规操作手法

壮医药线点灸非常规操作手法是指按照整线、持线、点火、施灸四个步骤进行操作的手法。其中整线、持线、点火三个步骤的操作方法与常规操作手法完全相间。但非常规操作手法没有常规操作手法收线的步骤,而且施灸动作也跟常规操作手法不同。非常规操作手法是将药线拉直,像针刺一样拿着药线,将有珠火的线头直接点灸在穴位上。

一般情况下,药线灸治只能用常规操作手法,不能用非常规操作手法。因为非常规操作手法灸治不但容易烧伤皮肤,而且特别疼痛。但些特殊的部位如耳朵穴位、口腔穴位、创口,或者一些特殊的疾病如痔疮、疱疹、有传染性的皮肤病等,可以用非常规操作手法灸治。

六、主治病症

凡临床各科属于畏寒、发热、肿块、疼痛、痿痹、麻木不仁、瘙痒等七个范畴的疾病,均可应用本法治疗。

七、疗程

壮医药线点灸疗法强调抓紧治疗时机,治早(及时治疗)、治小(小病、轻病早治)、治了(彻底治疗,不要中途而废)。至于疗程,需要根据不同疾病,灵活掌握。

1. 疗程长短　急性病疗程宜短,慢性病疗程宜长。

2. 疗程间隔时间　顽固性慢性疾患间隔时间宜短一些,一般为 2～3 天。间隔期间病情持续好转,称为有后效应,间隔时间可适当延长。

3. 注意巩固疗效 一些慢性病,如乳腺小叶增生症,肿块消失后,还需继续治疗一个疗程,以利于巩固疗效。

八、注意事项

1. 持线要求 持线对着火端必须露出线头,以略长于拇指端即可,太长不便点火,太短易烧着指头。

2. 火候掌握 必须严格掌握火候,切忌烧伤皮肤。药线点燃后,一般会出现四种火候,即明火、条火、珠火及径火。在以上四种火候中,只有珠火能够使用,其他三种火候不宜使用。

3. 手法掌握 施灸时,必须掌握"以轻应轻,以重对重"的原则。施灸时,火星接触穴位时间短者为轻,长者为重。因此,快速扣压,珠火接触穴位即灭为轻;缓慢扣压,珠火较长时间接触穴位为重。施灸手法的原则也可概括为"以快应轻,以慢对重"。轻即轻病,重则重症。

4. 术后处理 穴位经药线点灸后,一般局部都有灼热感或痒感,特别是同一穴位经连续数天点灸后,局部会出现个非常浅表的灼伤痕迹,停止点灸一周左右即可自行消失。上述情况必须事先告诉患者,让其千万不要因为瘙痒或有灼伤而用手抓破,以免引起感染。万一不小心抓破也不要紧,注意保持清洁,或用75%酒精消毒即可,不必惊慌。

5. 施术禁忌 眼球、男性外生殖器龟头部、女性小阴唇部及孕妇禁灸;点灸面部穴位宜轻手法。嘱咐病人配合治疗,同时在饮食上要有忌口,肠胃病患者忌吃辛辣及肥甘厚味的食物;皮肤病患者必须忌食生葱、牛肉、马肉、母猪肉、海味、竹笋、韭菜、南瓜苗、公鸡、鲤鱼等发物。

第二节 瑶族药浴疗法

一、概述

瑶族药浴,又称为"庞桶药浴",是瑶族民间用以抵御风寒、消除疲劳、防治疾病的传统保健方法。瑶族药浴采用的是大山里野生、新鲜的祛风毒、除湿毒、散寒邪、消肿痛的瑶药,如两面针、海金子、毛杜仲藤、宽筋藤、血风藤、海风藤等,经过加热煎煮,药味析出于汤汁中,把药汤放入杉木桶,人坐桶内熏浴浸泡,药液借助热力,通过人体毛细血管和经络传遍全身,能调节人体免疫功能,达到防治疾病、强身健体、排汗排毒的功效。

二、药浴设备

瑶族药浴主要设备一般是用杉木做成的大木桶,瑶族人称之为"庞桶"或"黄桶",瑶族庞桶规格一般为高70 cm,直径60 cm左右,现代一般用改良过长木桶,如图5-12所示。铁锅,用于煎煮药液的宽口铁锅。药物配方:大多为驱风毒、散寒邪、消肿痛的药物,如两面针、海金子、毛杜仲藤、宽筋藤、血风藤、透骨草等。用药量一般为口服药的5～10倍。

三、药浴方法

将所需新鲜草药,分别捆成小把,放入大口锅中煎煮,药液煮沸后 20～30 分钟,滤取药汤趁热倒入庞桶中,药汤量一般为 20～25 kg,以使药汤能泡至患者肩头(取坐姿)为宜。水温一般以 38℃ 左右为宜,人坐桶内进行熏浴浸泡,如图 5-13 所示。现代瑶族药浴定制有不同的药包,其所用的药物,根据不同时节、不同对象和不同病情而选取。拆开药包产品外包装,布袋不拆,整包使用;用常温水浸泡药包 15～30 分钟;将水烧开后,文火煎煮 30 分钟左右,至药水颜色呈深茶色,然后加冷水适量调至合适的水温即可。每天浸泡 1 次,每次 30 分钟左右。10 天为一个疗程。

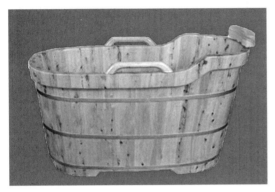

图 5-12　浴桶

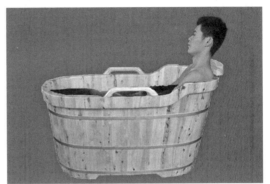

图 5-13　药浴

四、药浴作用

瑶族药浴所用药物因地制宜,功能多种多样,有清热解毒、祛风散寒、舒筋活血、通络止痛、强身健体之功效。使用药浴时,常根据不同对象、不同季节或不同疾病选择不同药物。通常新生儿及产后妇女多选用温补和消炎的药物,例如大血藤、五指毛桃、九节风、鸭仔风、穿破石、杜仲藤等,这样可预防产妇及新生儿的各种感染,滋补气血,促进产妇子宫复旧。劳动后淋雨受寒,也要进行药浴,可起到温中散寒、舒筋活络及恢复体力、预防风湿的作用。常选药物为老姜、米酒、大发散、小发散、桃树叶、青蒿等。老年人也很注重药浴,一般多用活血温补之药,如大钻、小钻、大血藤、扶芳藤、青春藤等。对患有风湿骨痛或外伤后遗症者,则多选用祛风散寒、活血化瘀、强筋健骨之药,如山苍子、满天星、九节风、大驳骨、小驳骨、松筋藤、毛杜仲等。若患有鹤膝风、肩周炎、坐骨神经痛及骨质增生等风湿痹痛,常选用祛风散寒、除湿、活血镇痛之品,如大钻、小钻、十八症、四方藤、两面针及各种有刺的木本及藤本植物。

五、临床运用的案例

1. 风湿疼痛　桑寄生 50 g、钩藤 50 g、宽筋藤 50 g、豨莶草 50 g、半枫荷 50 g、透骨草 50 g、两面针 50 g、独活 50 g、牛膝 20 g、大钻 20 g、鸡血藤 20 g、姜黄 20 g,加水 2000 ml,入大锅中煮 1 小时,滤取药液倒入桶中,待温度适合即入桶洗浴,每次洗 20～30 分钟,每天 1 次,10

天为一个疗程。具有舒筋活络、祛风止痛之功效,适用于风湿周身骨痛、腰膝酸软。

2. 跌打损伤瘀血疼痛 苏木200 g、鸡血藤100 g、山霸王100 g、赤芍100 g、红花50 g、没药50 g,视受伤部位加适量水煮后用药液洗患处。每天1~2次,洗3~5天可愈。

3. 小儿风热暑湿感冒 青蒿(鲜品)适量,切碎,加水适量,煮15分钟,连渣倒入盆内,洗全身,渣擦胸、胃部。洗后用大浴巾裹身。每天1次,洗1~2次可愈。具辛凉解表、退热之功效,适用于小儿风热感冒、暑湿。

4. 风寒感冒 生姜1000克,洗净捣烂。洗澡时,把姜放入热水中,搅匀,洗全身。每日洗2次,每次一剂,浴后用大浴巾裹全身10分钟,然后拭干。具有祛风散寒的功效,适用于风寒感冒,或被雨淋后洗浴可防感冒。

5. 中风后遗症 牛大力30 g、藤当归30 g、藤杜仲30 g、伸筋草30 g、宽筋藤30 g、大钻30 g、鸡血藤30 g,煎取药液,洗患肢,每天1次,10天为一个疗程,用3~5个疗程。具有活血通络、强筋健骨之功效,适用于中风后遗症。

六、术后调理

(1) 泡浴后应及时擦干,穿衣保暖。

(2) 适量饮温开水或淡盐水,不宜马上剧烈运动。

(3) 如有局部皮肤发红、瘙痒严重或头晕、胸闷、大汗出等请医师诊治。

七、禁忌证及慎用证

(1) 饥饿及餐后20分钟内不宜泡浴。

(2) 贫血、高血压、身体较虚弱者慎用。

(3) 有出血倾向者、皮肤严重破损者禁用。

(4) 严重哮喘病,恶性肿瘤者禁用。

(5) 孕妇、心脏病或心功能不全者禁用。

(6) 精神病、癫痫、不能自我约束者禁用。

八、注意事项

(1) 浴液温度要适中,不能过热或过冷,温度38~42℃为宜。

(2) 时间控制在20~40分钟为宜。

(3) 药浴时要注意保暖,避免受寒、吹风。

(4) 泡浴过程或过后不宜快速站起以免头部急性失血而引发头晕目眩。

(5) 泡浴过程中出现心率过快或呼吸急促时,应缓慢起身于通风处休息,等恢复后再行沐浴。

第六章 康养人才传统保健练功方法

从推拿的形成发展史中,可以看到推拿与推拿功法在防病治病、养生保健中,一直相互依存、相互配合。《黄帝内经·素问·异法方宜论》:"中央者,其地平以湿,天地所以生万物也众,其民食杂而不劳,故其病多痿厥寒热,其治宜导引按跷"。由上述经文中,可以看到导引、按跷,在治疗"痿、厥、寒热"等病症中已经实际配合运用。古代的"导引、按跷",相当于传统的推拿功法和推拿的前身。中国传统功法可以有效的增强推拿临床工作者的体能,发挥手法技能,提高推拿治疗效果。由于传统功法是一种整体性的锻炼,所以某些方法也适合普通人群进行锻炼,以扶正祛邪,调整阴阳,疏通经络,调理脏腑,强筋壮骨,从而达到养生保健的目的。本章主要介绍易筋经、八段锦、五禽戏等3种常用的种能够增强人体体质,特别是能够增强康养人才腰力、腿力、臂力、指力的传统保健练功方法。

第一节 易筋经

易筋经是传统强身壮体功法。易筋经继承传统易筋经十二式精要,突出肌肉、骨骼和关节的屈伸、扭转和牵拉,尤其注重脊柱的旋转屈伸;长期习练对改善心血管系统、呼吸系统、消化系统的功能,提高平衡能力、柔韧性和肌肉力量有良好效果。

预备式

1. 动作　两脚并拢站立,两臂自然下垂,下颌微收,百会虚领,舌抵上腭,目视前方,如图6-1所示。

2. 要点　全身放松,身体中正,呼吸自然,心平气和,调整呼吸。

3. 功效　宁静心神,内安五脏,端正身形。

第一势　韦驮献杵一势

1. 动作

第一节:左脚向左侧开步,与肩同宽,两膝微屈,成开立姿势;两臂自然下垂,两臂自体侧向前抬至前平举,掌心相对,指尖向前。

第二节:两臂屈肘,自然回收,指尖向斜前上方倾斜约30°,两掌合于胸前,掌根于胸前高度,腋下空虚,目视前下方,动作稍停,如图6-2所示。

2. 要点　松肩虚腋,虚腋如挟鸡蛋,两掌合于胸前,后稍停片刻。

3. 功效　可改善神经、体液调节功能,增强血液循环,消除疲劳。

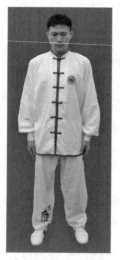

图6-1 预备式

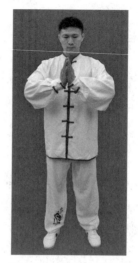

图6-2 韦驮献杵一势

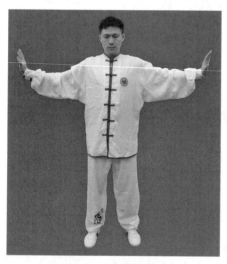

图6-3 韦驮献杵二势

第三势 韦驮献杵三势

1. 动作

第一节:松腕,同时两臂向前平举内收至胸前平屈,掌心向下,掌与胸相距约一拳,目视前下方。两掌同时内旋,翻掌至耳垂下,掌心向上,虎口相对,两肘外展,约与肩平。

第二节:身体重心前移至前脚掌支撑,提踵;同时,两掌上托至头顶,展肩伸肘,掌心向上,下颌微收,舌抵上腭,咬紧牙关,静立片刻,如图6-4所示。

2. 要点 两掌上托时,意注两臂夹耳,十趾抓地,脊柱竖直。

3. 功效 上肢撑举和下肢提踵,调理上、中、下三焦,改善肩关节活动功能及提高上下肢的肌肉力量,促进全身血液循环。

第二势 韦驮献杵二势

1. 动作

第一节:两肘抬起,两掌平伸,手指相对,掌心向下,掌臂约与肩呈水平,然后两掌向前伸展,掌心向下,指尖向前。

第二节:两臂侧平举,掌心向下,指尖向外,然后5指自然并拢,坐腕立掌,目视前下方,如图6-3所示。

2. 要点 两掌外撑,力在掌根,坐腕立掌时,脚趾抓地,两臂侧平举时自然伸直,与肩同高。

3. 功效 伸展上肢和立掌外撑,疏理上肢经络,提高肩、臂的肌肉力量,有助于改善肩关节的活动功能。

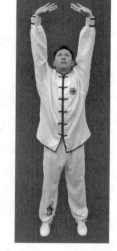

图6-4 韦驮献杵三势

第四势　摘星换斗势(左式)

1. 动作

第一节:脚跟落地,同时两手握拳,拳心向外,两臂下落至侧上举,随后两拳缓缓伸开变掌,目视前下方;身体左转,屈膝,右臂经体前下摆至左髋关节外侧,右掌自然张开;左臂经体侧下摆至体后,手背轻贴命门,目视右掌。

第二节:膝关节伸直,身体转正,同时,右手经体前向额上摆至头顶右上方,掌心斜向下,手指向左,目视右掌心静立片刻,然后两臂向体侧自然伸展,如图 6-5 所示。

右式动作相同,方向相反。

2. 要点　转身以腰带肩,以肩带臂,注意松腰、收腹。

3. 功效　导引此势可舒展筋骨,缓解颈椎、肩、肘、腕、指关节的疲劳。

第五势　倒拽九牛尾势(右式)

1. 动作

第一节:双膝微屈,身体重心右移,左脚向左侧后方约 45°撤步,右腿屈膝成右弓步,同时,左手内旋,向前、向下划弧后伸,然后从小指至拇指逐个相握成拳,拳心向上;右手向前上方划弧,伸直与肩平时,小指至拇指逐个相握成拳,拳心向上,稍高于肩,目视右拳。

第二节:身体重心后移,左膝微屈,腰稍右转,以腰带肩,以肩带臂,右臂外旋,左臂内旋,屈肘内收,目视右拳,如图 6-6 所示。

第三节:身体重心前移,屈膝成弓步,腰稍左转,以腰带肩,以肩带臂,两臂放松前后伸展,目视右拳;然后身体重心前移至右脚,左脚收回,成开立姿势,同时,两臂自然下垂,目视前下方。

左式动作相同,方向相反。

2. 要点　以腰带肩,以肩带臂,力贯双膀,腹部放松,前后拉伸,松紧适宜,并与腰的旋转紧密配合,重心后坐时,注意掌握重心,身体平稳。

3. 功效　通过腰的扭动,带动肩胛活动,有疏通夹脊和调练心肺之作用,四肢上下协调活动,可改善软组织血液循环,提高四肢肌肉力量及活动功能。

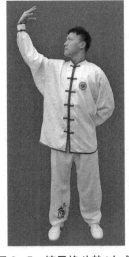

图 6-5　摘星换斗势(左式)

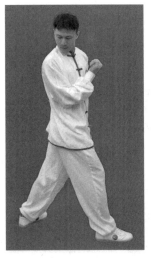

图 6-6　倒拽九牛尾势(右式)

119

第六势　出爪亮翅势

1. 动作

第一节：两臂侧平举，两掌心相对，随之两臂内收，两手变柳叶掌立于胸前，掌心相对，指尖向上，目视前下方。

第二节：展肩扩胸，然后松肩，两臂缓缓前伸，并逐渐转掌心向前，成荷叶掌，指尖向上，目视前下方，如图6-7所示。

2. 要点　出掌时身体正直，瞪眼怒目，同时两掌运用内劲前伸，先轻如推窗，后重如排山，收掌时自然吸气，推掌时自然呼气。

3. 功效　通过伸臂推掌、曲臂收掌、展肩扩胸的动作，可提高胸背部及上肢肌肉力量。

第七势　九鬼拔马刀势（右式）

1. 动作

第一节：躯干右转，同时右手外旋掌心向上，左手内旋掌心向下；随后右手由胸前内收经右腋下后伸，掌心向外，同时左手由胸前伸至前上方，掌心向外。

第二节：躯干稍左转，同时右手经体侧向前上摆至头前上方后屈肘，由后向左绕头半周，掌心掩耳，手指按压耳廓，左手经体左侧下摆至左后，屈肘贴于脊柱，掌心向后，指尖向上。

第三节：身体右转，展臂扩胸，目视右上方，动作稍停。

第四节：屈膝，同时上体左转，右臂内收，含胸；左手沿脊柱尽量上推，目视右脚跟，动作稍停，然后直膝，身体转正，右手向上经头顶上方向下至侧平举，同时左手经体侧向上至侧平举，两掌心向下，目视前下方，如图6-8所示。

左式动作相同，方向相反。

2. 要点　动作对拔拉伸，尽量用力，身体自然弯曲转动，协调一致，扩胸展臂时自然吸气，松肩合臂时自然呼气，两臂内合、上抬时自然呼气，起身展臂时自然吸气。

3. 功效　通过身体的扭曲、伸展等运动，脾胃得到摩动，肾得以强健，提高颈肩部，腰背部肌肉力量，有助于改善人体各关节的活动功能。

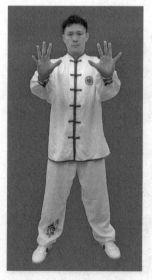

图6-7　出爪亮翅势

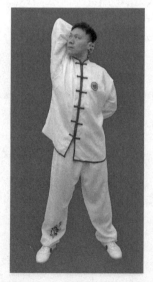

图6-8　九鬼拔马刀势（右式）

第八势 三盘落地势

1. 动作

第一节：左脚向左侧开步，两脚与肩同宽，脚尖向前，目视前下方，屈膝下蹲；然后沉肩坠肘，两掌逐渐用力下按至约与环跳穴同高，两肘微屈，掌心向下，指尖向外，目视前方；同时，口吐"嗨"音吐尽时，舌尖向前轻抵上下牙之间，终止吐音。

第二节：翻转掌心向上，肘微屈，上托至侧平举，同时缓慢起身直立，目视前方，如图6-9所示。

2. 要点 下蹲时，松腰、敛臀，起身时，两掌如托千斤重物。年老和体弱者下蹲深度可灵活掌握，下蹲与起身时，上体始终保持正直，不应前俯或后仰。吐"嗨"音时，口微张，上唇用力压龈交穴，下唇松，不着力于承浆穴，音从喉部发出。瞪眼闭口时，舌抵上腭，身体中正安舒。

3. 功效 通过下肢的屈伸活动，配合口吐"嗨"音，使体内气息在胸腹间相应地降、升，增强腰腹及下肢力量，起到壮丹田之气、强腰固肾的作用。

第九势 青龙探爪势（左式）

1. 动作

第一节：左脚收回半步，约与肩同宽，两手握固，两臂屈肘内收至腰间，拳心向上，目视前下方；然后左拳变掌，右臂伸直，经下向右侧外展，略低于肩，掌向上，眼随手动。

第二节：右臂屈肘、屈腕，右掌变"龙爪"，指尖向左，经下颌向身体左侧水平伸出，眼随手动，躯干随之向左旋转约90°，目视右掌指所指方向，如图6-10所示。

第三节：动作"右爪"变掌，随之身体左前屈，掌心向下按至左脚外侧，目视下方。躯干由左前屈转至右前屈，并带动右手经左膝、左脚前划弧、右膝、右脚外侧，手臂外旋，掌心向前，握固，眼随手动目视下方。

第四节：上体抬起，直立，右拳随上体抬起收于腰间，拳心向上，目视前下方。

右式动作相同，方向相反。

2. 要点 伸臂探"爪"，下按划弧，力注肩背，眼随"爪"走，意存"爪"心。

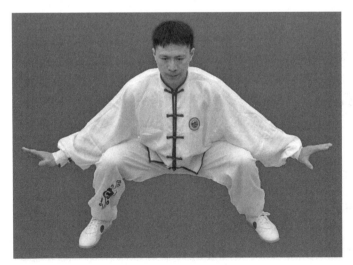

图6-9 三盘落地势

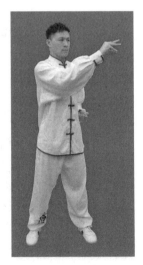

图6-10 青龙探爪势（左式）

3. 功效　通过转身、左右探爪及身体前屈,可使两肋交替松紧开合,达到疏肝理气的功效,以及可以改善腰部及下肢肌肉的活动功能。

第十势　饿虎扑食势(左式)

1. 动作

第一节:右脚尖内扣约45°,左脚收至右脚内侧呈丁字步,同时身体左旋转约90°,两手握固于腰间,目随体转视左前方。

第二节:左脚向前迈一大步,成左弓步,同时两拳提至肩部,由拳变"虎爪",向前扑按,肘稍屈,目视前方。

第三节:躯干由腰到胸逐节屈伸,重心随之前后适度移动,同时两手随躯干屈伸向下、向后、向上、向前绕环一周;随后上体下俯,两"爪"下按,十指着地,后腿屈膝,脚趾着地,前脚跟抬起,随后塌腰、挺胸、抬头、瞪目,动作稍停,目视前上方,如图6-11所示。

第四节:起身,双手握固收于腰间,身体重心后移,左脚尖内扣,身体重心左移,同时身体右旋转180°,右脚收至左脚内侧呈丁字步。

右式动作相同,方向相反。

2. 要点　用躯干的蠕动带动双手前扑绕环,抬头、瞪目时,力达指尖,腰背部呈反弓形,做"虎爪"时,五指末端弯曲,力在指尖。

3. 功效　通过虎扑,身体的后仰,胸腹的伸展,可使任督两脉得以疏伸及调养,改善腰腿肌肉活动功能,起到强健腰腿的作用。

第十一势　打躬势

1. 动作

第一节:左脚收回与肩同宽,同时两手侧平举,两臂屈肘,两掌掩耳,十指扶按枕部,指尖相对,用两手十指弹拨中指击打枕部7次(即鸣天鼓),目视前下方,如图6-12所示。

第二节:身体前俯由头经颈椎、胸椎、腰椎、骶椎,由上向下逐节缓缓牵引前屈,两腿伸直,目视脚尖,停留片刻。

第三节:由骶椎至腰椎、胸椎、颈椎、头,由下向上依次缓缓逐节伸直后成直立。

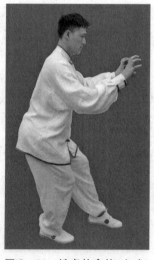

图6-11　饿虎扑食势(左式)

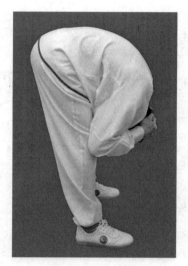

图6-12　打躬势

2. 要点　体前屈时，直膝，两肘外展。脊柱自颈向前拔伸卷曲如勾，后展时，从尾椎向上逐节伸展。

3. 功效　通过头、颈、胸、腰椎逐节牵引屈伸，背部的督脉得到充分锻炼，可使全身经气发动，阳气充足，身体强健。"鸣天鼓"有醒脑、聪耳、消除大脑疲劳功效。

第十二势　掉尾势

1. 动作

第一节：起身直立后，两手猛然拔离开双耳（即拔耳）。手臂自然前伸，十指交叉相握，掌心向内。屈肘，翻掌向前伸，掌心向外。然后屈肘，转掌心向下内收于胸前。

第二节：身体前屈塌腰、抬头，两手交叉缓缓下按，目视前方，头向左后转，同时，尾闾向左前扭动，目视尾闾。

第三节：两手交叉不动，放松还原至体前屈，然后头向右后转，同时，尾闾向右前扭动，目视尾闾，两手交叉不动，放松还原至体前屈，如图6-13所示。

2. 要点　转头转尾闾时，头与尾闾部做相向运动。另外，应根据自身情况调整身体前屈和臀部扭动的幅度和次数。

3. 功效　通过体前屈及抬头、掉尾的左右屈伸运动，可使任、督两脉及全身气脉在此前各势动作锻炼的基础上得以调和，强化腰背肌肉力量的锻炼，有助于改善脊柱各关节和肌肉的活动功能。

收势

1. 动作

第一节：两手松开，两臂外旋，上体缓缓直立，同时两臂伸直外展侧起，掌心向上，两臂上举，肘微屈。

第二节：松肩，屈肘，两臂内收，掌心向下，两掌经头、面、胸前下按至腹部，掌心向下，目视前下方。

第三节：两臂放松还原，自然垂于体侧，左脚收回，并拢站立，舌抵上腭，目视前方，如图6-14所示。

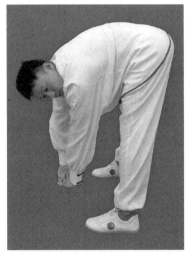
图6-13　掉尾势（左式）

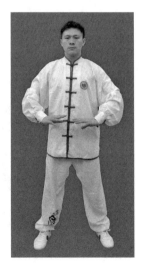
图6-14　收势

2. 要点　第一、二次双手下引至腹部时,两臂匀速缓缓下行。

3. 功效　通过上肢的上抱下引动作,起到调节放松全身肌肉、关节的作用。

第二节　八段锦

八段锦吸纳传统八段锦功法的精髓,按照现代运动学和生理学规律,对动作次序和运动强度进行了调整,通过动作、意念和呼吸的协调配合,长期习练有助于改善呼吸系统、神经系统及循环系统的功能,增强细胞免疫功能和机体抗衰老能力,改善心理健康。

预备式

1. 动作　两脚并步站立,膝关节伸直,两臂自然下垂,目视前方,左脚开立,与肩同宽,两臂内旋向两侧抬起,掌心向后,两腿膝关节稍屈,两臂外旋,向前合抱于腹前,掌心向内,两掌指尖距约 10 cm,十指相对,目视前方 3~5 m 处,如图 6 - 15 所示。

2. 要点　头向上顶,下颌微收,舌抵上腭,沉肩坠肘,腋下虚空,收髋敛臀,上体中正。

3. 功效　一呼一吸,呼吸平缓,身体放松端正,从心理和肢体上做好练功前的准备。

第一段　两手托天理三焦

1. 动作

第一节:两臂落至腹下,掌心朝上,手指交叉,目视前方,两掌往胸前上托,同时膝关节伸直,两臂在胸前位置内旋向上托起,掌心向上,眼随手动,两臂伸直贴耳,头抬起看两掌,如图 6 - 16 所示。

第二节:下颌内收,目视前方,动作稍停,两掌分开,两臂分别从身体两侧下落,两腿膝关节微屈,两臂下落至腹下,掌心向上,目视前方。

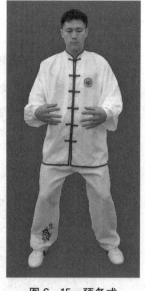
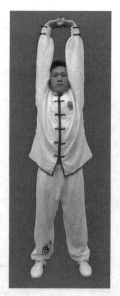

图 6 - 15　预备式　　　　图 6 - 16　两手托天理三焦

一上一下为一次,共做六次。

2. 要点 吸气,同时两掌上托,身体舒展,然后稍作停顿;吐气身体上拉,两掌下落,沉肩坠肘,松腕立指。

3. 功效 脐下为下焦,胸膈至脐为中焦,胸膈至锁骨为上焦。两臂交叉上举,缓慢用力,保持身体拉伸,调节呼吸,改变胸腔内压,可使三焦通畅,气血调和,按摩脏器。通过脊柱和韧带的拉伸,对颈椎具有良好的调理作用。

第二段 左右开弓似射雕

1. 动作

第一节:重心向右缓慢移动,左脚向左开步站立(约两个肩宽的距离),膝关节缓慢伸直,两掌朝内交叉于胸前,左掌在外,目视两掌。

第二节:右掌五指曲指内扣做拉弦状,手腕伸直,向右拉到臂前夹紧,左掌成八字撑,左臂内旋,向左推出呈撑弓状,与肩同高;同时两脚屈膝半蹲成马步,动作略停,目视左掌前方,如图6-17所示。

第三节:重心向右缓移,两手变自然掌,右手向右画圆与肩同高,掌心斜向前,左脚收回,并步站立,膝关节微屈,两掌捧于腹前,掌心向上,目视前方。

右式动作与左式相同,只是左右相反,一左一右为一次,共做三次。

2. 要点 侧拉之时躯挺,肩胛骨内收,肩臂放平,左臂沉肩坠肘,左八字撑掌心含空,上体直立,两脚跟外撑。

3. 功效 展肩扩胸,肩胛骨内收,可刺激背部肌肉,马步下蹲可以发展下肢的肌肉,提高身体的平衡和协调能力,两臂用力撑弓,可以增加手臂肌肉的力量,指关节用力内扣,可以提高手腕关节及指关节的灵活性。

第三段 调理脾胃需单举

1. 动作

第一节:左掌垂直缓慢上托,同时两腿配合手掌上托速度挺膝伸直,上托到颈部位置,手臂开始内旋上举至头顶左上方,右掌同时随臂内旋下按至右髋旁,指尖向前,掌心朝下,动作略停,如图6-18所示。

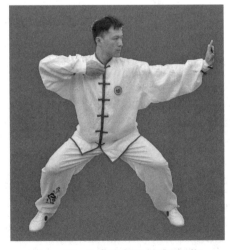

图6-17 左右开弓似射雕(左式)

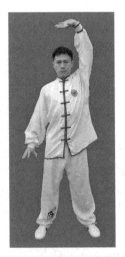

图6-18 调理脾胃需单举(左式)

第二节:左臂下落,同时屈肘外旋,下落于腹前(按照上托动作原路返回),同时两腿膝关节微屈,右臂外旋(按照原路返回),捧于腹前,目视前方。

右式动作与左式动作相同,但左右相反,一左一右为一次,共做三次。做到第3次最后移动时,两腿膝关节微屈,左掌动作不变,稍微向前移动,右掌经体前下落至右髋前,指尖向前,力在掌根,目视前方。

2. 要点　拔拉脊柱,舒胸展体,两肩松沉,两掌放平,指尖摆正,上撑下按,肘关节稍屈,对拉拔长,力在掌根。

3. 功效　牵拉脊柱,各椎骨间的小关节及小肌肉得到锻炼,增强脊柱的灵活性与稳定性。对拉腹腔,按摩脾胃,具有调理脏腑经络的作用。

第四段　五劳七伤往后瞧

1. 动作

第一节:两臂伸直立于两侧,指尖向下,掌心朝后,同时两腿膝关节伸直,目视前方。

第二节:两臂外旋,掌心向外,头向左后方水平转动,动作稍停,目视左后方,如图6-19所示。

第三节:两臂内旋,掌心朝下,按于两髋前侧,指尖向前,力在掌根,同时两腿膝关节微屈,目视前方。

右式动作与左式相同,方向相反。一左一右为一次,共做三次。做到第3次最后移动时,两腿膝关节微屈,两掌捧于腹前,目视前方。

2. 要点　头上顶,肩下沉,下颌微收,水平转头不转体,转头旋臂弧度和力量应该大一些,两肩后张。

3. 功效　五劳,是指心、肝、脾、肺、肾等五劳损伤,七伤指喜、怒、悲、忧、恐、惊、思七情伤害。通过上肢扭转牵张,扩张胸腔和腹腔,按摩脏腑器官,调理五脏;转头动作,可以刺激颈部穴位和肌肉,改善颈部及脑部血液循环,有助于解除中枢神经系统的疲劳。

第五段　摇头摆尾去心火

1. 动作

第一节:重心左移,右脚向右侧开步站立(两肩的宽度),同时两掌上托至头上方,肘关节微屈,指尖相对,掌心朝上,目视前方,两臂向两侧下落,同时两脚屈膝半蹲成马步,两掌放在膝关节内侧上方。

第二节:重心稍微垂直向上升起,随之重心右移,左肩向右膝方向移动,俯身,目视右脚面。重心左移,同时上体由右向前、向左旋转,右肩向左膝方向移动,目视右脚跟,如图6-20所示。

第三节:重心右移成马步,头按照左、后、前方向转动,同时髋关节按照右、前、左、后方向转动,上身直立,下颌微收,目视前方。

右式动作与左式动作相同,方向相反,一左一右为一次,共做三次。做到第3次后,重心左移,右脚收回开步站立,与肩同宽,同时两臂伸直从两侧上举,两掌心相对,两腿膝关节微屈,同时两掌下按至腹前,指尖相对,目视前方。

2. 要点　马步下蹲,要收髋敛臀,上体中正,摇转时,脖颈与尾闾对拉伸长,速度因柔和缓慢、圆活连贯,摇头摆尾时,尾闾与颈部对拉拔长,加大旋转弧度,上体侧倾和向下俯身时,下颌不要有意内收或上仰,颈椎与肌肉尽量放松伸长。

3. 功效　通过摇头可刺激大椎穴,从而达到疏经泄热的目的,有助于去除心火,在摇头摆尾过程中,脊柱、腰段、颈段大弧度侧屈,反转及回旋,可使整个脊柱的头、颈段,腰腹及臀部肌群参与收缩,既增加了颈、腰、髋关节的灵活性,也发展该部位的肌力。

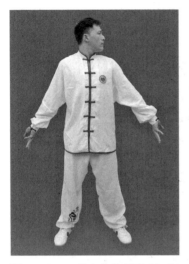

图6-19 五劳七伤往后瞧(左式)

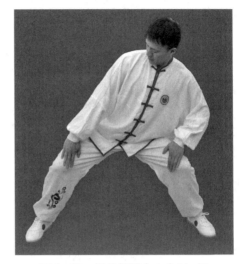

图6-20 摇头摆尾去心火(左式)

第六段 两手攀足固肾腰

1. 动作

第一节:两腿伸直站立,同时两掌指尖向前,掌心朝下,两臂向前伸、向上举起,肘关节伸直,掌心向前,目视前方。

第二节:掌心相对,接着两臂屈肘下按于胸前,掌心向下,指尖相对。

第三节:两臂外旋,两掌心转向上,然后两掌掌指随腋下后穿,掌心转向内,沿脊柱两边外侧向下摩运至臀部。

第四节:上体前俯,两掌沿腿后向下摩运,经脚两侧转至两掌贴于脚面,抬头,膝关节伸直,目视前下方,动作略停,如图6-21所示。

第五节:两掌沿地面前伸至两耳旁,肘关节伸直,掌心向下,然后用手臂带动上体立起,掌心向前。

动作一上一下为一次,共做六次。做完6次后,两腿膝关节微屈,同时两掌向前下按至腹前,掌心向下,指尖向前,目视前方。

2. 要点 两掌向下摩运,不要低头,要适当用力,至足背时,松腰沉肩,两膝挺直,向上起身时,手臂伸直贴耳后再带动上体立起。

3. 功效 大弧度前屈后伸,可刺激脊柱,同时对于腰部、肾上腺、输尿管等器官有良好的牵拉按摩作用,有助于防治生殖泌尿系统的一些慢性病,达到固肾壮腰的目的。

第七段 攒拳怒目增气力

1. 动作

第一节:重心右移,左脚向左开步,两腿半蹲成马步,同时旋臂,掌心朝上,大拇指在内,握拳后收于腰侧,拳眼向上,目视前方。

第二节:左拳向前冲出,与肩同高,拳眼向上,怒目视左拳。

第三节:左拳变掌,左臂内旋,虎口向下,目视左掌。伸左腕,五指朝右,然后左臂外旋,肘关节微屈,同时左掌向左缠绕,变掌心向上,大拇指在内,抓握,目视左拳,如图6-22所示。

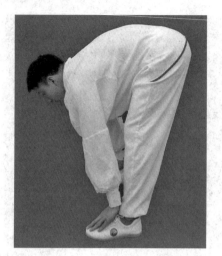

图6-21 两手攀足固肾腰

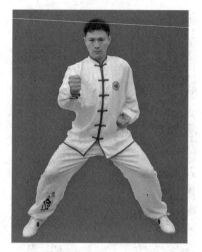

图6-22 攒拳怒目增气力(左式)

第四节:左拳屈肘回收至腰侧,拳眼向上,目视前方。

右式动作与左式动作相同,一左一右为一次,共做三次。做完3次后,重心右移,左脚回收成并步站立,同时两拳变掌收回至体侧,目视前方。

2. 要点 冲拳时怒目圆睁,脚趾抓地,拧腰送肩瞬间,力达拳面,回收时要旋腕,5指用力抓握。

3. 功效 怒目瞪眼,可刺激肝经,使肝血充盈,肝气疏泄。两腿下蹲,脚趾抓地,双手转拳,旋腕,手指逐节强力抓握等动作,长期锻炼可使肌肉结实有力,气力增加。

第八段 背后七颠百病消

1. 动作

第一节:两脚后跟提起,百会穴上顶,十趾抓地,提肛收腹,动作稍停,目视前方,如图6-23所示。

第二节:两脚跟下落,轻震地面。

该式一起一落为一次,共做七次。

2. 要点 上提时要脚趾抓地,百会穴上顶,略有停顿,掌握好平衡,脚跟下落时要轻轻下震,松肩舒臂,周身放松。

3. 功效 十趾用力抓地,可发展小脚后群肌力,拉长肌肉韧带,提高人体的平衡能力,落地震脚可轻度刺激下肢,使全身肌肉得到了很好的放松、有助解除肌肉紧张。

收势

1. 动作

第一节:两臂内旋向两侧起,与髋同高,掌心向后,目视前方。

第二节:两臂屈肘,两掌虎口相对贴于腹部,男性左手在里,女性右手在里,如图6-24所示。

第三节:两臂收回至体侧,自然下垂。

2. 要点 周身放松,体态安神,举止稳重,做一下整理运动。

3. 功效 调节呼吸,整理肢体,放松肌肉,娱乐心情,逐渐恢复到练功时安静的状态。

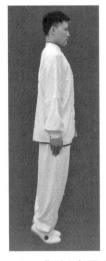
图 6‐23 背后七颠百病消

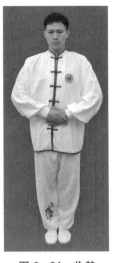
图 6‐24 收势

第三节 五禽戏

五禽戏继承传统五禽戏的精华,仿效虎、鹿、熊、猿、鸟的动作,在形神兼备、意气相随、内外合一中达到三调合一的健身效果,其动作舒展、运动量适中等特点,适应于不同人群的健身锻炼。长期锻炼者的心血管功能、呼吸功能、关节灵活性等明显改善,心理健康水平有所提高。

预备式

1. 动作

第一节:两脚分开与肩同宽,松静站立,两臂自然下垂,目视前方,调匀呼吸,意守丹田,如图 6‐25 所示。

第二节:两手侧起上提至与胸同高,掌心向上,屈肘内合,转掌心向下按至腹前。

2. 要点 两手上提时吸气,两手下按时呼气,速度均匀柔和、连贯。

3. 功效 通过呼吸和动作的配合,排除杂念,宁心安神。

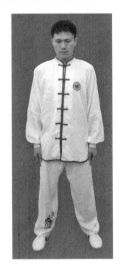
图 6‐25 预备式

虎戏(虎举和虎扑)

虎戏的手形是虎爪,手掌张开,虎口撑圆,第一、二指关节弯曲内扣,貌似老虎的利爪,如图 6‐26 所示。

第一式 虎举(左式)

1. 动作

第一节:掌心向下,十指用力撑掌,然后由小指起依次曲指握拳,拳

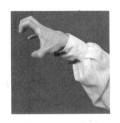
图 6‐26 虎爪

眼朝上,手臂向上提起,与肩平时拳慢慢松开上举用力撑掌,眼看两掌,如图 6-27 所示。

第二节:由小指起依次曲指握拳,下拉至胸前再变掌下按,眼看两掌。

2. 要点　两手上举时要充分向上拔拉脊柱。提胸收腹如托举重物,下落含胸松腹如下拉双环,气沉丹田。

3. 功效　两手上举时吸气,下按时呼气,可以提高呼吸机能。曲指握拳能增加循环功能。

第二式　虎扑(左式)

1. 动作

第一节:两手握空拳,经体侧上提至耳旁,前伸,上体前俯,变虎爪,再下按至膝关节两侧,两手轻握收回。

第二节:两手握空拳再经体侧上提,上提至与肩同高时抬左腿向左前迈一小步,下扑时落地,稍作停顿,再收回左脚时慢慢收回双手,如图 6-28 所示。

换作右式,动作和左式相同,出脚时换成右脚。虎戏结束后,两手侧前上提,内合下按做一次调息。

2. 要点　两手前伸时,上体前俯,下按上提时膝关节先前顶,再到髋关节前送,身体后仰,形成躯干反弓,虎扑要注意手形的变化,速度由慢到快,劲力由柔转刚,两手前伸时要抬头,臀部后顶,收腹伸膝,对拉拔长腰部。

3. 功效　虎扑使脊柱形成伸展折叠锻炼脊柱各关节的柔韧性和伸展度,起到疏通经络,活跃气血的作用。

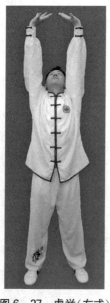

图 6-27　虎举(左式)

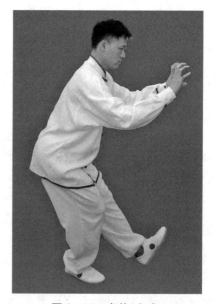

图 6-28　虎扑(左式)

鹿戏(鹿抵和鹿奔)

鹿戏的手形是鹿角,中指、无名指弯曲,其余三指伸直张开,如图 6-29 所示。

第一式　鹿抵(左式)

1. 动作

第一节:两腿微曲,重心右移,左脚提起,同时握空拳两臂向右侧摆起,右上左下,眼随手动。

第二节:两臂向右侧摆起与肩同高时拳变鹿角,同时左脚向左前方着地,脚尖外撇,屈膝,两臂随身体左旋转,两手向身体左后方伸出,右腿蹬直,眼看右脚后跟,如图6-30所示。

第三节:转腰带臂,两臂收回右侧后,两臂鹿角变回握空拳收回换右式动作。

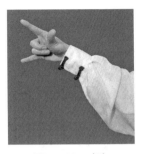

图6-29　鹿角

2. 要点　练习时以腰部转动来带动上下肢动作,落步时脚尖朝前,脚跟落地,脚尖外展接近90°,身体稍前倾,左肘压抵腰侧,右手充分向左后伸,展开右腰侧,增加腰部旋转。

3. 功效　鹿抵主要运动腰部,经常练习能提高腰部肌肉力量和运动弧度,具有强腰固肾的作用。

第二式　鹿奔(左式)

1. 动作

第一节:两手握空拳经体侧提起,与肩同高时左脚向前迈步脚跟着地,两臂伸腕前伸。

第二节:两臂屈腕,重心前移变弓步,重心后坐时手变鹿角,内旋前伸,手背相对,含胸低头,如图6-31所示。

第三节:重心前移,成弓步,同时握空拳伸腕,两手下落。

换右式时注意小换步,收左脚,左脚掌着地,收回时右脚跟提起,向前迈步,鹿戏结束,两手侧前上提,内合下按做一次调息。

2. 要点　含胸低头时,要使肩背部形成横弓同时尾闾前扣,收腹,腰背部开成竖弓。

3. 功效　鹿奔动作,使肩关节充分内旋,伸展背部肌肉,运动了脊柱关节。

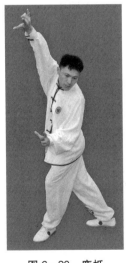

图6-30　鹿抵

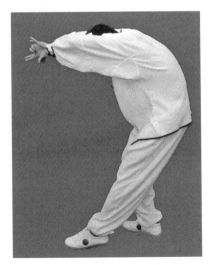

图6-31　鹿奔(左式)

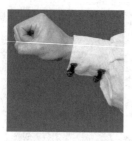

图 6-32　熊掌

熊戏（熊运和熊晃）

熊戏的手形是熊掌，手指弯曲，大拇指压在示指中指的指节上，虎口撑圆，大自然的熊表面上笨拙缓慢，其实内在充满了稳健、厚实的劲力，如图 6-32 所示。

第一式　熊运（左式）

1. 动作　两手呈熊掌，置于腹下，提肛收腹，上体前俯，身体顺时针划弧，向右、向上、向左、向下。再逆时针划弧，向左、向上、向右、向下，如图 6-33 所示。

2. 要点　注意腰腹部的压紧和放松，手臂上提时吸气，下按时呼气，上体画弧时两腿保持不动，固定腰胯。

3. 功效　挤压按摩腹腔，可以调理脾胃，促进消化功能，对腰背部也有锻炼作用。

第二式　熊晃（左式）

1. 动作

第一节：提髋带动左腿，向左前方落步，顺势左肩前靠，曲右腿成弓步。

第二节：左肩回收右臂稍向前摆，后坐，左脚膝关节伸直，重心移至右脚，左臂再向前靠，如图 6-34 所示。

右式与左式相同，左脚动作换成右脚动作。熊戏结束，两手侧前上提，内合下按，做一次调息。

2. 要点　不要用脚刻意踏步，应该用身体自然下压，膝踝关节放松，全脚掌着地，使震动传到髋部，重心转移时，腰带肩转动。

3. 功效　熊晃能起到锻炼中焦内脏和肩部髋关节的作用，调理脾胃。

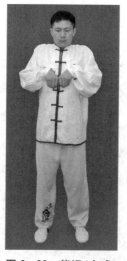

图 6-33　熊运（左式）

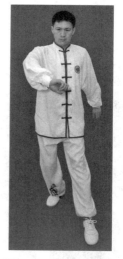

图 6-34　熊晃（左式）

猿戏（猿提和猿摘）

猿戏有两个手形，猿勾，五指捏拢，屈腕，握固，大拇指压在无名指指根内侧，其余 4 指捏拢，如图 6-35 所示。

第一式　猿提（左式）

1. 动作

第一节：两手置于体前，十指张开，快速捏拢成猿勾，肩上耸缩脖，两臂内夹收紧。

第二式：两手上提至锁骨高度，收腹提肛，脚跟提起，头向左旋转，眼看左侧；然后头转、回肩、放松脚跟着地，两手变掌，下按至腹前，如图 6-36 所示。

右式与左式相同，左脚动作换成右脚动作。

2. 要点　重心上提时要保持身体平衡，意念中百会上领，身体随之向上。

3. 功效　猿提可以起到按摩上焦内脏，提高心肺功能的作用。

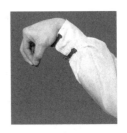

图 6-35　猿勾

第二式　猿摘（左式）

1. 动作

第一节：左脚向左后方退步，右手向右前方摆掌，左手猿勾，贴在左腰侧。

第二节：右脚收回呈丁字步，右手松肩划弧至左侧眼前 30 cm 处，眼先看右手掌心，再向右侧望去。

第三节：右脚前跨，脚跟着地，右手向前下按，然后向后划圆，由掌变勾，同时左手由后向前上方做摘桃动作，眼看左手，重心移至右脚，如图 6-37 所示。

第四节：右脚收回呈丁字步，左手摘果握固，收回至左侧，左掌变捧桃，掌心朝上，右手收回托左肘，眼看左手掌心。

右式与左式相同，左脚动作换成右脚动作。猿戏结束，两手侧前上提，内合下按做一次调息。

2. 要点　猿摘模仿猿猴上树摘果，手形和眼神的变化较多，眼随手动，当手摆到头的左侧时，转头看右前上方，意想发现树上有个桃，然后下蹲，向上跃步，攀树摘果，变钩速度要快，注意上下肢动作的协调。

3. 功效　猿摘可改善神经系统的功能提高机体反应能力及敏捷性。

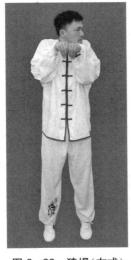

图 6-36　猿提（左式）

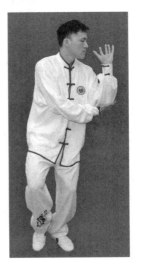

图 6-37　猿摘（左式）

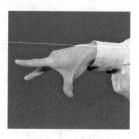

图6-38 鸟翅

鸟戏（鸟伸和鸟飞）

鸟戏的手形是鸟翅，中指和无名指向下，其余3指上翘，如图6-38所示。

第一式：鸟伸（左式）

1. 动作

第一节：双腿稍向下蹲，双手为掌，在小腹前重叠，左掌压在右掌上，上举至头前上方。

第二节：两手下按至腹前，屈膝下蹲，再向后呈人字形分开后展，手变鸟翅，后伸左腿，两膝伸直，保持身体稳定，如图6-39所示。

2. 要点 手臂的上举下按，身体松紧交替，手掌水平上举时耸肩缩颈，尾闾上翘，身体稍前倾，膝关节伸直。

3. 功效 展肩扩胸，一呼一吸，调节肺部功能。

第二式 鸟飞（左式）

1. 动作

第一节：两手捧于腹前，掌心朝上，然后两臂侧平举。屈肘伸腕，左脚提膝独立。

第二式：两臂下落，捧于腹前；然后两臂再上举贴耳，屈腕变鸟翅，左脚提膝；最后原路落回，捧于腹前，脚收回，如图6-40所示。

右式与左式相同，左脚动作换成右脚动作。鸟戏结束，两手侧前上提，内下按，做一次调息。

2. 要点 平举时，屈肘，手腕比肩略高；上举时手背相对，形成一个向上的喇叭口，下落时先松肩，再沉肘，按掌，使肩部、手臂形成一个波浪蠕动，上下肢协调配合，身体保持平衡。

3. 功效 练习鸟飞可锻炼心肺功能，灵活四肢关节，提高平衡能力。

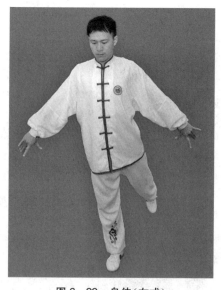

图6-39 鸟伸（左式）

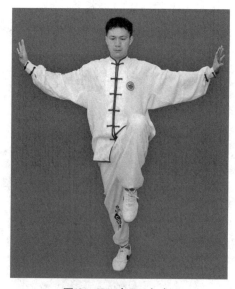

图6-40 鸟飞（左式）

收势(引气归元)

1. 动作

第一式:两手侧举,掌心向上至头顶上方,掌心向下,沿体前自然下落。

第二式:两手在腹前划弧合拢,虎口交叉,叠于腹前,闭目静养,调匀呼吸,意守丹田,如图6-41所示。

第三式:合掌,搓手至手心发热,浴面,可重复数次。最后两掌向上,过耳后沿体前缓缓下落,两臂自然下垂,两脚并拢,两眼慢慢睁开。

2. 要点　上举时如捧气至头顶上方,下落时内行外导。

3. 功效　身体放松,能起到和气血,通经脉,理脏腑的功效,通过收功,使身体舒泰安康,恢复常态。

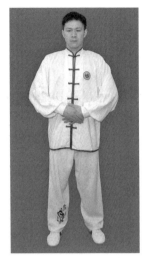

图6-41　收势(引气归元)

图书在版编目(CIP)数据

中医药壮瑶医药康养人才适宜技术/黄勇主编.—上海：复旦大学出版社，2022.1
ISBN 978-7-309-16038-3

Ⅰ.①中…　Ⅱ.①黄…　Ⅲ.①壮医-研究②瑶医-研究　Ⅳ.①R29

中国版本图书馆 CIP 数据核字(2021)第 241148 号

中医药壮瑶医药康养人才适宜技术
黄　勇　主编
责任编辑/王　珍

复旦大学出版社有限公司出版发行
上海市国权路 579 号　邮编：200433
网址：fupnet@ fudanpress.com　http://www.fudanpress.com
门市零售：86-21-65102580　团体订购：86-21-65104505
出版部电话：86-21-65642845
上海四维数字图文有限公司

开本 787×1092　1/16　印张 9　字数 219 千
2022 年 1 月第 1 版第 1 次印刷

ISBN 978-7-309-16038-3/R·1924
定价：50.00 元

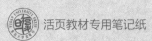
活页教材专用笔记纸

关注"卓越读书"微信
公众号,让学习更简单
扫码搜索购买
"活页笔记纸"

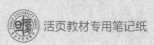